ÉTUDES

DE

PATHOLOGIE NERVEUSE

PAR

SOUZA LEITE

Docteur en médecine de la Faculté de Bahia
Ancien interne des asiles d'Aliénés de la Seine
Délégué du gouvernement brésilien
aux Congrès d'aliénation mentale et d'hypnotisme

AVEC UNE LETTRE DU Dr P. MARIE

Professeur agrégé de la Faculté de Paris, etc.

PARIS

G. STEINHEIL, ÉDITEUR

2, RUE CASIMIR-DELAVIGNE, 2

1889

ÉTUDES

DE

PATHOLOGIE NERVEUSE

DU MÊME AUTEUR :

Le positivisme et le matérialisme sont-ils essentiellement différents l'un de l'autre ? — Brochure de 10 pages, 1880.

Notes et réflexions sur un cas d'anévrysme poplité chez un charretier. — Sur un cas de blessure de l'artère fémorale par un couteau, 1880.

Observation d'un malade, de 24 ans, ayant présenté les symptômes de la persistance du trou de Botal; difficultés de diagnostic. Nécroscopie. En collaboration avec M. le Dr Ramiro, prof. de clinique, 1880. Ces faits cliniques existent dans les *Archives de la Misericordia* de Bahia.

Hérédité morbide. Thèse pour le doctorat en médecine, 1881. Bahia.

Traduction brésilienne des **Nouvelles études sur l'hystérie**, particulièrement sur l'hystérie traumatique chez l'homme, par M. le professeur CHARCOT, 1889.

La suspension. Leçon du mardi, de M. le professeur CHARCOT. Traduction en préparation.

IMPRIMERIE LEMALE ET Cie, HAVRE

ÉTUDES

DE

PATHOLOGIE NERVEUSE

PAR

SOUZA LEITE

Docteur en médecine de la Faculté de Bahia
Ancien interne des asiles d'Aliénés de la Seine
Délégué du gouvernement brésilien
aux Congrès d'aliénation mentale et d'hypnotisme

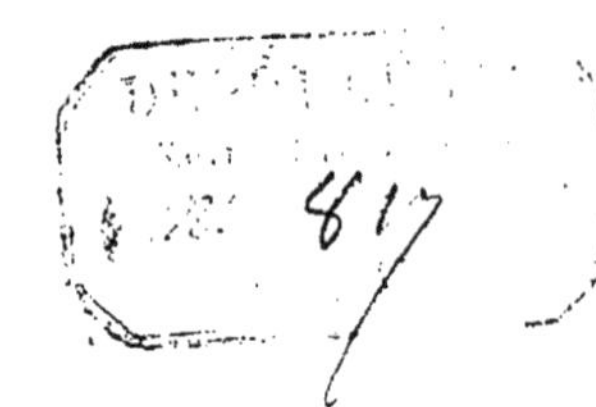

Avec une lettre du Dr P. MARIE
Professeur agrégé de la Faculté de Paris, etc.

PARIS
G. STEINHEIL, ÉDITEUR
2, RUE CASIMIR-DELAVIGNE, 2
1889

Mon cher SOUZA LEITE,

Vous demandez à votre ancien collaborateur une introduction pour le volume que vous allez publier. Croyez-moi, votre volume n'a plus besoin d'être présenté au public médical; quelques-uns des travaux qui le composent ayant été dès l'abord appréciés comme ils méritaient de l'être par ceux qui s'intéressent aux études neurologiques ; ma part de collaboration avec vous est assez faible, mon cher ami, pour que je puisse me permettre de parler ainsi.

Mais ce que l'on ne connaît pas assez, car vous êtes très modeste, c'est vous-même, et je veux dresser ici pour vous ce « curriculum vitæ » que dans certaines Universités chaque nouveau docteur place au seuil de son monument inaugural.

Reçu docteur à Bahia, dans votre pays natal, vous avez voulu poursuivre encore vos études, et pour cela vous avez choisi notre Faculté. Là redevenu étudiant vous avez de nouveau passé un à un les examens du doctorat et malgré les difficultés d'une langue avec laquelle vous n'étiez pas encore familier, vous avez concouru avec succès pour le grade d'externe des hôpitaux ; puis désireux d'occuper des places d'où on pût le mieux voir et apprendre, vous vous présentez à l'internat des Asiles de la Seine et vous êtes reçu dès le premier concours. Comme tant d'autres, une fois entré à la Salpêtrière dans le service de M. Charcot, vous n'avez pu rompre le charme, et vous y êtes resté. Pendant tout ce temps votre activité n'a d'ailleurs pas été en défaut et c'est ainsi que vous pouvez nous présenter aujourd'hui la gerbe que vous avez su glaner; tous les épis en sont bien pleins et fournis d'un bon grain qui lèvera vigoureux dans la terre merveilleusement fertile où vous allez le semer, et alors vous vous souviendrez quelquefois, mon cher ami, que ce grain vient de France.

Votre dévoué,

Pierre MARIE.

5 Août 1889.

I

Contribution à l'étude de la paralysie hystérique sans contracture (forme spasmodique ; forme non spasmodique). (En collaboration avec le Dr MARIE.)

Nous n'avons pas l'intention de faire ici une étude d'ensemble des paralysies hystériques en général, nous désirons simplement faire connaître quelques cas observés dans le service de M. le professeur Charcot pendant l'année 1884, en insistant, suivant ses conseils, plus spécialement sur les caractères objectifs de ces paralysies et sur quelques points de leur étiologie.

Dans les observations qui suivent nous donnons d'une façon très résumée tout ce qui n'avait pas un rapport immédiat avec la paralysie, nous bornant à indiquer en quelques mots les principaux phénomènes marqués le plus nettement du cachet hystérique.

Les contractures sont, on le sait, très fréquentes chez les hystériques ; ce n'est pas d'elles qu'il s'agit dans les sept cas suivants, mais uniquement de paralysies molles présentant à première vue toutes les apparences de la flaccidité.

OBS. I. — Paris..., 27 ans, célibataire, constitution forte, est admise dans la salle Duchenne de Boulogne, service de M. le professeur Charcot, le 30 octobre 1883.

Antécédents héréditaires. — Non connus.

Antécédents personnels. — L'aînée d'un second lit, notre malade dit n'avoir jamais eu pendant son enfance de phénomènes convulsifs, ni de maladies sérieuses quelconques. A l'âge de onze ans, au mois d'octobre 1868, étant couchée, après avoir éprouvé une grande peur, elle a un cauchemar, s'agite, pousse des cris — ce qui fait qu'on cherche à la réveiller, mais ne pouvant y arriver on la retire de son lit et alors elle a une certaine raideur des membres qui sont même un peu tordus ; ses pieds sont si fortement courbés en dedans qu'ils forment une concavité interne ; pendant ce temps perte de connaissance. La raideur disparaît au bout de deux heures, elle s'éveille de temps à autre manifestant son inquiétude.

Ces phénomènes se répétèrent à des intervalles plus ou moins rapprochés jusqu'à quinze ans, époque où, les règles s'établissant, ils firent place à des douleurs vagues et peu intenses dans les membres.

En janvier 1882 (vingt-cinq ans), à Paris, une dispute la nuit entre ses patrons, éveille et effraye la malade qui s'agite, a des mouvements convulsifs, mais perd bientôt conscience, ce dont elle s'aperçoit le matin en se voyant par terre. Dans la suite elle eut des vertiges simples, de l'anorexie, de la céphalée et quelques vomissements, état qui dura quelque temps, s'améliora, puis, en novembre 1882, reparut plus accentué avec des modifications en plus ou en moins jusqu'au 30 octobre 1883 ; alors ses crises deviennent moins intenses et sont séparées par des intervalles de plus en plus grands. La malade est soumise à l'action de la franklinisation.

État actuel (mars 1884). — Insensibilité à la piqûre, au pincement et au contact du côté gauche. La moitié gauche de la langue, de la membrane olfactive (coloquinte, acide acétique et ammoniaque) ne sont pas impressionnées ; léger rétrécissement du champ visuel. L'ouïe est normale. Ovarie gauche ayant peu d'influence sur l'attaque qui n'est pas d'ailleurs très développée. Fonctions végétatives régulières.

Dans les derniers jours d'avril, la malade présenta une éruption tout à fait typique de *zona* siégeant sur le trajet du brachial cutané interne, sur la partie externe et supérieure de la région mammaire et sur le trajet des branches postéro-supérieures des nerfs intercostaux voisins, un peu au-dessus de l'angle inférieur de l'omoplate, — du côté gauche. L'apparition de cette éruption inquiéta beaucoup la malade, elle fut hantée de cette idée fixe que son bras (dont les mouvements lui étaient rendus pénibles par la douleur du zona qu'elle sentait parfaitement malgré son hémianesthésie à gauche), commençait à se paralyser. Le 10 mai au matin, elle accusait dans le bras gauche des fourmillements, une sensation d'engourdissement et de lourdeur ; en outre, on nota un *tremblement très évident* et des troubles vaso-moteurs qui persistèrent un temps assez long. Le 11 au matin, la malade dit que l'engourdissement, la lourdeur, etc., n'ont fait qu'augmenter, on constata une augmentation des troubles sensitifs et moteurs ; elle offrait une *paralysie nette* du membre thoracique gauche ; le membre paralysé ne présentait aucune apparence de contracture.

A ce moment-là, les troubles de la sensibilité générale et spéciale étaient à peu près les mêmes que ceux signalés plus haut. Si on lui disait de prendre un des doigts de sa main gauche, ou une partie quelconque de l'avant-bras du même côté, à l'aide de sa main opposée, elle ne pouvait le faire ; pour le membre inférieur, le sens musculaire n'était pas sensiblement diminué. Les réflexes tendineux au poignet et au tendon du triceps brachial sont plus forts à gauche qu'à droite ; le rotulien gauche est aussi un peu plus ample que le droit.

Force au dynamomètre = 44 à droite, à gauche = 0. Quinze jours après le début de la paralysie, qui conserva pendant toute sa durée les caractères que nous avons décrits, on pratique, le 26 au matin, des expériences de transfert en plaçant l'aimant à 0,01 centim. de distance du tiers inférieur de l'avant-bras gauche et on constate au bout de quatre minutes que la sensibilité commence à diminuer dans la main droite et réapparaît d'autant dans la main gauche complètement insensible, il y a un moment ; elle se montre d'abord dans le médius et l'annulaire (six minutes après l'application), ensuite dans l'index et le pouce (neuf minutes après).

La motricité suit la sensibilité dans ses changements. Au bout de dix minutes (dix-neuf après l'application), on observe une oscillation des phénomènes transférés dans le bras gauche : la manifestation des perturbations des phénomènes neuro-musculaires retourne du côté primitivement paralysé, et cette oscillation se fait, en général, toutes les douze ou quinze minutes.

Ensuite, par la pression brusque des globes oculaires on la plonge dans la *léthargie ;* de là on passe au *somnambulisme* — phase dans laquelle on suggère à la malade l'idée qu'il lui est devenu possible de serrer le dynamomètre avec sa main gauche ; après deux ou trois minutes d'hésitation, elle arrive à 10 kil., bientôt à 14 kil. et, en insistant, on obtient de la malade 20 kil. Par la suggestion on lui fait encore mettre ses mains sur sa tête, boutonner et agrafer elle-même sa robe, on la réveille alors, et, à son grand étonnement, elle constate qu'elle n'est plus paralysée ; les jours suivants au dynamomètre, main gauche = 22 à 24, main droite = 50 (1).

(1) Nous avons dans ce cas une application heureuse du *somnambulisme provoqué* à la guérison de phénomènes paralytiques. Dans la suite, des résultats obtenus *dans les mêmes conditions*, ont été enregistrés, dans le service, surtout par M. BABINSKI.

Obs. II. — Hug...., âgée de 30 ans, célibataire, est admise dans le service de M. le professeur Charcot, à la Salpêtrière, le 7 mai 1884.

La malade eut des convulsions dans la première enfance ; à quatre ans, elle eut le croup ; à huit ans, des douleurs à la région épigastrique, provoquées par certaines émotions morales, faisaient place à des vomissements surtout après les repas.

A l'occasion d'un refroidissement une toux sèche apparaît, qui, ayant duré quelques jours, revint ensuite par accès. Réglée à seize ans, elle contracta à cet âge la variole ; à vingt-trois ans (1877), les douleurs épigastriques, les vomissements, la toux augmentent d'intensité et de légères secousses des membres thoraciques s'y ajoutent. En août 1882 elle est prise d'étouffements, de tremblements qui sont disparus quarante-huit heures après et ont précédé une raideur des muscles du dos qui l'empêchait de se redresser et de se tenir droite ; à ce moment les vomissements étaient assez fréquents. Quelque temps après, la mémoire s'est affaiblie tellement, surtout relativement aux personnes, qu'elle ne reconnaissait que sa mère.

En janvier 1883, elle eut des mouvements convulsifs plus ou moins étendus et un *embarras dans l'articulation* des mots rendant toute communication difficile.

État actuel (10 octobre 1884). — Insensibilité cutanée complète à droite, et de ce côté le goût et l'olfaction sont abolis ; ouïe normale ; pas de rétrécissement notable du champ visuel. Ovarie droite, point de départ d'une aura à peu près complète qui précède ses attaques, ordinairement. Points hystérogènes sur toute la région de la colonne vertébrale, surtout entre les omoplates. La malade a des attaques pouvant se résumer en deux mots comme il suit : une ébauche de la période épileptoïde (quelques convulsions toniques), des mouvements un peu désordonnés se liant à la seconde période et prédominant, les autres périodes sont presque effacées ; ces manifestations se prolongent pendant une et deux heures et demie, ensuite elle est prise, souvent, d'une contracture du sterno-cleido-mastoïdien, et de la partie antérieure du trapèze gauches s'accompagnant de palpitations vives de la paupière supérieure droite, qui augmentent quand on cherche à redresser la tête inclinée à droite et un peu en arrière.

Dernièrement (novembre 1884), elle se plaint un jour d'une sensation de fourmillements, de picotements et d'engourdissement dans le membre thoracique droit, commençant dans le médius et dans l'annulaire, s'accompagnant d'une certaine tuméfaction et d'une rougeur qui gagnent progressivement la face dorsale de la main, de l'avant-bras et du bras, durent deux ou trois heures en augmentant d'intensité jusqu'à ce que l'endolorissement et les fourmillements cessent en grande partie. Alors, à la rougeur succède une coloration blanc jaunâtre avec une nuance rose, et la tuméfaction persiste avec un peu d'endolorissement; quelquefois l'indicateur et l'auriculaire sont pris, eux aussi, mais jamais le pouce.

Ces troubles vaso-moteurs assez comparables à ce qui se voit dans l'asphyxie symétrique des extrémités, si fréquente chez les névropathes, se présentaient déjà avant le mois de novembre, mais tellement peu accentués que la malade n'y faisait pas attention. A cette époque, est survenue une nuit, dans le membre supérieur droit, une sensation de faiblesse qui lui causa une grande inquiétude, car ne pouvant exécuter les actes ordinaires, elle se crut paralysée de ce bras; le matin, on trouve ce membre presque tombant, la malade ne pouvant pas le soutenir dans une position donnée. Le membre pelvien du même côté est le siège de troubles vaso-moteurs et de la sensibilité cutanée, mais ils sont peu marqués par rapport à ceux du membre supérieur. En explorant à ce moment la sensibilité on constate qu'elle est dans le même état que le 10 octobre passé; l'effet de la compression ovarienne est moins net; le sens musculaire est à peu près aboli, la malade ne sachant plus où est sa main paralysée; le réflexe tendineux du poignet droit est tantôt encore appréciable, tantôt ne l'est pas; en tout cas il est diminué. Le réflexe rotulien est à peu près normal à droite.

Pression dynamométrique = 33 pour la main gauche, pour la main droite = 0.

Cette paralysie se dissipe au bout de trois ou quatre jours d'une façon, pour ainsi dire, aussi rapide qu'elle était venue.

Le 4 février 1885, de nouveaux phénomènes paralytiques se produisent calqués, ou très peu s'en faut, sur ceux que nous venons de décrire; la malade accuse en outre des douleurs légères dans les membres droits, exaspérées par la recherche des réflexes tendineux.

Obs, III. — Veuve Mel..., 31 ans; père adonné aux pratiques religieuses, très nerveux, né en Angleterre ; mère allemande, eut de grands chagrins pendant qu'elle était enceinte de Mel... ; oncle paternel maniaque, mort d'une maladie spinale; deux grand'tantes maternelles aliénées.

Antécédents personnels. — Pas de convulsions dans la première enfance. A huit ans, dothiénentérie ; à cet âge, seraient apparus les premiers accidents hystériques. A dix ans, scarlatine ; à douze, chorée de Sydenham, qui s'est répétée après un intervalle de quelques mois ; à quatorze, apparition des règles ; à quinze, coqueluche. De quatorze à seize ans, toux nerveuse ne s'accompagnant presque pas d'expectoration; vers cette époque la malade eut des crises de nerfs : elle pleurait, riait, se déchirait les vêtements, se mordait — crises qui se répétèrent à des intervalles variables.

En avril 1881, elle perd une de ses enfants qui mourut en dix-huit heures d'une angine diphtérique; cette mort lui cause de violentes attaques. En septembre de la même année, elle perd son mari, ce qui lui donne encore de fortes crises; alors, elle est reçue à Sainte-Anne, service de M. Magnan, où elle reste deux mois, après lesquels elle vient dans le service de M. Charcot.

Depuis cette époque, la malade a des attaques d'*hysteria major* revenant à des intervalles indéterminés et généralement, à l'occasion d'une contrariété : ces attaques se caractérisent de la façon suivante : aura anomale, convulsions — surtout cloniques; arc de cercle tantôt en avant, tantôt latéralement; hallucinations dans lesquelles elle voit des serpents, des hyènes, etc. ; ces attaques durent entre trois quarts d'heure et deux heures ; la compression ovarienne ne les arrête pas complètement.

État actuel (4 janvier 1885). — Hémianesthésie et ovarie droites; diminution et retard très notables de la sensibilité cutanée à gauche ; dyschromatopsie gauche. Elle accuse une sensation de fourmillements, d'engourdissement et des douleurs erratiques plus intenses au poignet et à l'avant-bras droits et existant, du reste, depuis très longtemps.

Voici dans quelle circonstance est survenue la paralysie du membre inférieur droit, dont nous étudierons plus loin les caractères :

La malade ressentait depuis quelque temps déjà, avant novembre 1883, une certaine facilité à se fatiguer quand elle marchait un peu, mais elle n'était nullement paralysée ; à cette époque, lors de la distribution des prix à la Salpêtrière, elle buta contre une estrade et tomba, en se faisant une légère contusion; à partir de ce moment elle accusa une douleur intense au niveau de l'articulation tibio-tarsienne droite, ce qui, joint à l'existence d'une légère teinte ecchymotique à ce niveau, fit craindre une entorse; on appliqua une bande, et sur les instances répétées de la malade qui prétendait souffrir énormément quand on la retirait, on en continua l'emploi pendant près de trois mois ; peu à peu les douleurs ressenties par la malade avaient diminué, mais l'impotence motrice avait été en augmentant, de telle sorte que bientôt la malade se trouvait, comme elle en avait manifesté la crainte dès le premier moment, *paralysée* de tout le membre inférieur droit.

Actuellement, Mme Mel... a le membre pelvien droit paralysé, le membre supérieur droit parésié ; le membre inférieur gauche est pris quelquefois d'un certain degré de faiblesse. Si on lui dit de toucher uu des doigts de la main droite avec la main gauche, elle ne le fait pas ; en répétant cette manœuvre pour les orteils droits elle s'y trompe: donc perte de la notion de la position des membres droits.

En percutant le tendon patellaire droit, on constate une exaltation du réflexe de ce côté quoique la paralysie ait toute l'apparence d'une paralysie flasque.

Les réflexes du poignet et olécranien droits sont exaltés, mais pas en proportion avec l'exagération du réflexe du tendon rotulien. Du côté gauche, ils sont plutôt un peu forts.

Obs. IV. — Henriette A..., dix-neuf ans (cette malade a fait l'objet d'une clinique de M. Charcot, recueillie par l'un de nous dans le *Progrès médical* du 15 mars 1884), éprouva pendant la nuit une vive frayeur et. le lendemain, fut tout à coup dans la journée *paralysée* d'un côté du corps (son père, avec qui elle habitait, était depuis quelques mois frappé d'hémiplégie.

Quatre jours après le début, lors de son entrée, on constate une paralysie flasque du membre supérieur droit et une parésie très accentuée du membre inférieur du même côté, rien à la face.

Les réflexes tendineux sont moins accentués sur les membres paralysés que sur ceux du côté sain. La sensibilité abolie au membre supérieur droit, affaiblie au membre inférieur du même côté; les sens spéciaux ne sont pas atteints.

Le sens musculaire est perdu seulement pour le membre supérieur droit et non pour l'inférieur.

La température est abaissée de quelques dixièmes de degré sur les membres paralysés.

La guérison eut lieu d'une façon presque subite dans la salle de cours par l'emploi de la faradisation.

Obs. V. — Aug... Cette jeune fille, âgée de 24 ans, a présenté de la façon la plus nette depuis un certain nombre d'années des phénomènes hystériques et notamment des crises convulsives bien caractérisées ; depuis le mois de novembre 1881 elle a ressenti une certaine faiblesse des membres inférieurs, et peu à peu celle-ci s'est transformée en *paraplégie* presque complète, sans que la malade ait pu ou voulu nous en indiquer la cause.

Actuellement (août 1884), le membre inférieur gauche est tout à fait paralysé et presque incapable d'aucun mouvement, le membre inférieur droit l'est aussi, mais d'une façon moins marquée : la malade ne peut marcher ; le bras gauche présente un certain degré de parésie.

Les réflexes tendineux sont extrêmement faibles au point de vue de l'amplitude, mais se produisent cependant et avec une brusquerie relative ; pas de phénomène du pied.

Perte de la sensibilité à gauche, légère diminution à droite. Perte du sens musculaire dans les membres paralysés.

Obs. VI. — Alphonsine Poul..., 27 ans, mariée, rentre une seconde fois dans le service de M. le professeur Charcot le 19 décembre 1883, salle Duchenne de Boulogne.

Pas d'*antécédents héréditaires* connus. Comme *antécédents personnels* on ne trouve pas de maladies sérieuses. A douze ans, des crises hystériques apparaissent, dans lesquelles elle ne perdait pas connaissance, mais ne voyait pas les objets qui l'entouraient. Ces crises se prolongèrent jusqu'à vingt et un ans. Mariage à vingt-deux ans ; à vingt-quatre ans, étant enceinte de sept mois (second enfant), un incendie éclate dans sa chambre, fait un certain nombre de dégâts, lui cause une inquiétude morale allant jusqu'à la terreur lorsquelle voit ses cheveux à demi brûlés ; à partir de là une impressionnabilité plus grande s'empara de la malade dont la grossesse est venue à terme, malgré l'émotion. Vers vingt-six ans, la malade aurait été « *très sensible des membres supérieurs* et du *tronc* et *insensible des membres inférieurs* » ; puis des crises plus fortes que celles dont nous parlions tout à l'heure survinrent, à la suite desquelles une contracture se développa, immobilisant la jambe fléchie sur la cuisse, la cuisse en demi-flexion, enfin la tête inclinée sur l'épaule droite. Cette contracture disparut au bout de 42 jours, une nouvelle attaque y mettant fin ; ces désordres s'amendaient lorsque, au bout de cinq mois, quelques accès de colère leur firent reprendre l'intensité antérieure, puis ils disparurent.

État actuel (février 1884). — Ovarie gauche ne provoquant pas ordinairement l'attaque ; point douloureux sous-mammaire gauche. Insensibilité cutanée au contact, à la piqûre et au pincement, du côté gauche. Le goût et l'odorat sont un peu diminués à gauche ; pas de perturbations notables du champ visuel.

Au commencement de mars la malade accuse quelque chose d'un peu singulier dans la main et l'avant-bras gauches ; on y constata des troubles vaso-moteurs qui, d'abord peu intenses, s'accentuèrent de plus en plus et s'accompagnèrent d'une tuméfaction de la région dorsale de la main et du poignet gauches, variable dans son intensité ; la peau recouvrant ces parties était luisante. Deux ou trois jours après elle ressent une sensation de lourdeur, et des fourmillements précédant la *paralysie* du membre thoracique gauche qui s'est faite le 11 mars : le membre atteint est flasque, tombant, et semble un peu plus froid que l'autre.

Le réflexe tendineux y est plus fort que du côté droit ; la malade ne trouve son bras que difficilement et en tâtonnant, les yeux fermés, et le sent engourdi. Le membre inférieur est parésié, son réflexe rotulien plus fort qu'à droite ; elle se tient mal sur lui, ne peut le mouvoir facilement, si elle est assise ; ne peut le soulever qu'avec une certaine difficulté au-dessus du plan du lit, si elle est couchée. Cet état dure quelques jours quand, d'une façon presque inopinée et sans cause connue, la malade commence à se plaindre du membre supérieur droit, y accuse des phénomènes analogues à ceux éprouvés auparavant dans le membre opposé et bientôt on y voit apparaître une paralysie moins marquée pourtant qu'elle ne l'était à gauche, en même temps les troubles de la sensibilité cutanée quittent le bras gauche et passent dans le bras droit, dont les réflexes tendineux sont, à peu de chose près, aussi forts qu'ils l'étaient tout d'abord à gauche, de telle sorte que l'*hémiplégie sensitive et motrice gauche se transportent à droite* (cependant il se produisit en outre un certain degré de contracture dans le pied gauche).

La main droite est dans l'attitude qui se voit dans la paralysie des extenseurs ; les mouvements du bras droit existent encore en partie. Cette paralysie dura une vingtaine de jours et sa guérison s'est faite graduellement.

Obs. VII. -- Lipsch.., 20 ans, célibataire, sculpteur en bois ; de race israélite (1). Ses *antécédents héréditaires* nous sont inconnus. Il s'est adonné à quelques excès de boisson, notamment d'absinthe ; son père, resté en Pologne, ayant appris sa conduite lui adressa de vifs reproches et cessa de lui envoyer des subsides. Les troubles les plus bizarres se déclarèrent alors et quelque temps après survinrent les phénomènes paralytiques dont nous allons donner les caractères : — les deux membres pelviens sont paralysés, les mouvements passifs y sont un peu difficiles en ce sens qu'on ne peut étendre ni fléchir la jambe ou la cuisse sans une résistance assez notable ; si on percute les tendons patellaires les réflexes ne se manifestent pas ; le sens musculaire est totalement perdu dans ces membres, de même que dans les supérieurs (il passe à une grande distance du point qu'on lui dit de toucher). Les membres supérieurs ne présentent pas un degré aussi prononcé d'impotence que les pelviens : ils sont seulement

(1) L'observation complète de ce malade fut publiée par M. Batault dans un travail sur l'hystérie chez l'homme. Paris, 1885.

parésiés et les réflexes tendineux aux poignets et aux tendons des triceps sont abolis ; les mouvements communiqués à ces membres sont plus faciles que ceux des membres pelviens.

La sensibilité cutanée est abolie dans tous ses modes ; le réflexe guttural même est diminué ; goût, odorat abolis ; l'ouïe est simplement obnubilée, présentement ; l'œil est, pour ainsi dire, un type d'*œil hystérique* : le champ visuel est rétréci et le rouge est transposé. Tel est l'état que présentait encore notre malade le 3 janvier 1885.

Le 27 de ce dernier mois, en examinant ses membres nous constatons que la résistance d'il y a un mois, plus forte pour les inférieurs que pour les membres supérieurs, est presque complètement disparue des premiers, en sorte que ce sont les seconds qui opposent, actuellement, plus de résistance ; quoi qu'il en soit, les réflexes de toute nature sont abolis, comme le sens musculaire.

Si on compare entre elles ces observations au point de vue des caractères objectifs revêtus par la paralysie on voit que ceux-ci sont loin d'être constamment les mêmes ; c'est surtout l'examen des *réflexes tendineux* qui donne les différences les plus manifestes ; dans trois cas ceux-ci étaient augmentés, dans quatre cas ils étaient diminués ou absents. C'est là un fait assez singulier et qui nous remet en mémoire la discussion qui s'était élevée au sujet d'une question donnée dans un récent concours ; parmi les assistants les uns prétendaient que la paralysie hystérique est toujours une paralysie spasmodique, une contracture soit nettement développée soit latente, mais facile à révéler par *l'exagération des réflexes tendineux* ; les autres, au contraire, la considéraient comme une paralysie flasque. On voit que si quelquefois en effet les réflexes tendineux sont exagérés, dans un nombre de cas au moins égal sinon supérieur ils sont diminués, de telle sorte qu'il est impossible de considérer la paralysie hystérique comme étant une paralysie *essentiellement spasmodique*.

Un caractère moins variable est celui tiré de l'état de la *sensibilité* ; dans toutes nos observations elle était diminuée ou abolie.

Le *sens musculaire* s'est toujours montré plus ou moins

atteint, et a évolué parallèlement à la sensibilité cutanée ; on sait d'ailleurs qu'en dehors de toute paralysie le sens musculaire est fréquemment aboli chez les hystériques lorsque les troubles de la sensibilité sont suffisamment intenses.

Nous n'avons pas l'intention d'insister sur la localisation de ces paralysies à tel ou tel membre, monoplégie, paraplégie, hémiplégie, toutes les modalités peuvent s'observer, mais on doit cependant faire une remarque, c'est qu'il est très rare d'observer la forme monoplégique pure ; presque toujours, alors qu'un seul membre semble atteint, si on veut explorer avec soin l'autre membre du même côté, on ne tarde pas à constater ou bien que les mouvements y sont un peu moins libres, ou bien que la résistance aux mouvements communiqués a diminué, ou enfin que les réflexes tendineux n'ont pas la même intensité que dans le membre correspondant de l'autre côté du corps. On peut donc dire que même dans les cas de monoplégie bien apparente il y a une certaine tendance à l'hémiplégie.

Cette hémiplégie elle-même présente-t-elle des caractères spéciaux ? Il en est un auquel on doit accorder une grande valeur et que M. le professeur Charcot a spécialement mis en lumière, c'est la *non-participation de la face*. Mais ce signe, quelque important qu'il soit, ne serait pas non plus absolument constant et parmi les auteurs qui ont observé la paralysie faciale chez les hystériques nous pouvons citer entre autres Buzzard (1) et Seeligmüller (2), quoique, à la vérité, les faits rapportés par ces auteurs soient passibles de quelque objections (3).

Un autre point nous semble digne d'attirer l'attention, c'est l'étiologie de ces paralysies ; dans une de ses leçons de 1884,

(1) BUZZARD. *Leçons cliniques sur les mal. du système nerveux*. Londres, 1882.

(2) SEELIGMULLER. *Deutsche med. Wochschft*, 1884, n° 42.

(3) C'est un fait démontré aujourd'hui que la *non-participation de la face* dans les hémiplégies hystériques ; les preuves en sont nombreuses et n'ont pas été contredites. Voir : *Hémipasme glosso-labié unilatéral des hystériques*, etc. *Sem. méd.*, 1887, par M. CHARCOT. *De la déviation faciale dans l'hémiplégie hystérique.* (*Progrès méd.*, 1887, par MM. BRISSAUD et P. MARIE. Thèse du Dr BELIN : *Hémispasme glosso-labié des hystériques*, 1888, Paris. Thèse du Dr B. EDWARDS : *De l'hémiplégie dans quelques affect. nerveuses*, 1889, Paris. Chap. III.

M. le professeur Charcot, rappelant les travaux de Russel Reynolds sur ce sujet, a montré quelle influence avaient sur leur production les opérations mentales de la malade ; ce sont des paralysies d'origine psychique « dependent on idea ». Chez quatre de nos malades nous avons pu nous rendre compte du mécanisme qui a présidé à leur apparition et voici ce que nous avons relevé :

Chez Paris..., c'est un zona brachial qui ouvre la scène, par suite des douleurs qu'il détermine et de la gêne qui en est la conséquence ; la malade craint de voir son bras envahi par la paralysie, et, peu de jours après, celle-ci survient.

Chez Hug..., ce sont des troubles vaso-moteurs qui se montrent au membre supérieur et jouent le même rôle que le zona chez la malade précédente.

And..., vivant constamment avec son père hémiplégique, éprouve pendant la nuit une peur violente à la suite d'un traumatisme très léger, mais elle nous a avoué qu'elle avait dès ce moment fait la réflexion que la planche qui était tombée sur elle pendant son sommeil aurait pu, en la blessant grièvement, la mettre dans le même état que son père ; quelques heures après elle était hémiplégique.

Enfin Mel..., se heurtant contre un obstacle, fait une chute à la suite de laquelle une légère entorse lui cause de telles douleurs qu'elle considère comme les préludes d'une paralysie inévitable, et en effet toute la jambe fut paralysée.

On voit d'après ces exemples quelle est l'importance de l'élément psychique dans la production de la paralysie hystérique, et combien il est nécessaire d'en faire la recherche minutieuse, puisqu'en réalité, comme nous l'avons montré, ces paralysies n'ont pas de caractère pathognomonique et que le diagnostic ne peut être établi que par la réunion et la comparaison attentive d'éléments multiples et variables (1).

(1) Le rôle de l'élément psychique comme cause des paralysies hystériques est des plus importants dans la pratique journalière et médico-légale. Voir : *Leçons sur les maladies du système nerveux*, t. III, 1887, de M. le professeur CHARCOT et la thèse de M. GUINON : *Les agents provocateurs de l'hystérie*, 1889, Paris.

II

Attaques hystériques ayant, par leur nombre et leur durée, simulé l'état de mal épileptique (Hystérie à forme d'épilepsie partielle). (En collaboration avec le Dr MARIE).

La nommée Hab..., célibataire, âgée de 31 ans, se trouve depuis plusieurs années dans la salle Claude-Bernard, à la Salpêtrière, service de M. le professeur Charcot (1).

Antécédents héréditaires. — Mère morte poitrinaire. Père mort d'un ulcère simple de l'estomac ; tous les deux nerveux, surtout son père qui le fut extraordinairement.

La sœur unique de la malade est, elle aussi, très nerveuse de tempérament ; elle est mariée, a deux enfants du sexe féminin : l'une âgée de 14 ans, ne présentant rien d'anormal ; l'autre, âgée de 11 ans, peu développée, notamment au point de vue cérébral.

Ses grands parents maternels seraient morts poitrinaires dans un âge pas très avancé.

Antécédents pathologiques de la malade. — A l'époque de sa première dentition, elle eut des convulsions qui ont duré quelque temps. Dès les premières années de son existence, elle éprouva des crises gastralgiques qui, d'abord peu intenses, le furent de plus en plus à mesure qu'elle grandissait.

La malade, de constitution faible, présenta toujours un caractère changeant et une émotivité très grande.

(1) Cette malade a été l'objet d'une clinique de M. le professeur Charcot, clinique à laquelle ont été empruntées la plupart des réflexions placées à la fin de l'observation. Cette clinique se trouve dans J. M. CHARCOT : *Lezioni cliniche dell'anno scolastico,* 1884-85, *sulle malattie del sistema nervoso*, redatte dal Dr Miliotti.

Hab., est un exemple de ce que M. CHARCOT nomme : *une dormeuse éveillée,* c'est-à-dire qu'elle est suggestionnable sans qu'il soit nécessaire de pratiquer de manœuvres hypnotiques. Elle a le moyen hypnotisme.

En 1871, ayant perdu son père, elle entre comme fille de service à l'hôpital des Enfants-Malades, d'où elle sort, au bout d'un mois à peu près, pour entrer à l'hôpital Necker, à cause de ses crises. Après un séjour d'un certain temps, elle quitte ce dernier hôpital, sinon guérie, du moins très améliorée. Elle avait alors 18 ans.

En 1878, elle est reçue dans l'hôpital Lariboisière et y reste pendant un temps prolongé; alors elle était âgée de 26 ans. Enfin, elle vient à la Salpêtrière, où, après un certain séjour, elle passe dans le service de M. le professeur Charcot.

Examinée au point de vue de la sensibilité générale, celle-ci est abolie dans toutes ses modalités ; quant aux sens spéciaux, elle distinguait le rouge et entendait la montre à droite.

Le 15 avril 1884, la malade est prise d'attaques, dont le début semble devoir être rapporté à une peur qu'elle a eue chez elle, pendant une sortie. Pendant la nuit, elle eut un très violent cauchemar, s'est réveillée avec des palpitations et ne sachant pas où elle était. Dans le courant des attaques, ses fonctions végétatives s'accomplissaient à peu près régulièrement ; des vomissements assez rares survenaient par moments, ils ne furent jamais abondants.

Avant de donner le relevé des attaques, qui ont débuté le 15 avril et qui se sont montrées par groupes, il sera bon de faire la description de l'une d'elles et d'indiquer la façon dont elles se lient les unes aux autres.

Description d'un groupe d'attaques : Le premier phénomène observé chez la malade, qui se tourne sur le côté gauche et reste dans cette position pendant toute la durée de l'attaque, est l'émission d'un cri faible tenant vraisemblablement à un spasme des muscles laryngés; avant qu'il ne se termine, les membres droits et les muscles du cou et de la nuque sont pris d'une rigidité tétanique; presque en même temps, les membres gauches se contracturent un peu aussi, mais d'une façon quasi insensible. Dans ce moment, il se fait une tuméfaction au cou, au niveau du corps thyroïde, facilement appréciable par la main appliquée sur la convexité qui en résulte ; 4 ou 6 secondes après, le membre thoracique droit et la tête sont agités de secousses vives et rapides; les joues et les lèvres sont violemment repoussées par l'air expiré (mouvement de fumeur de pipe); les secousses ne se montrent pas du tout aux membres gauches; ceux-ci deviennent flasques avant les droits, qui se décontracturent aussi à leur tour. Mais, à peine les membres sont-ils flasques, qu'un nouveau cri, un peu lent comme le précédent, se fait entendre en annonçant une nouvelle attaque et la répétition des phénomènes que nous venons de décrire. Ces attaques se répètent un grand nombre de fois d'une façon subintrante, et constituent ainsi de véritables séries, durant de 12 à 30 minutes.

Avant la fin de chaque série, la malade présente une ébauche d'attitude passionnelle (semble regarder quelque chose au loin) d'une ou deux secondes de durée, ébauche qui n'est pas constante ; ensuite 2 ou 3 mouvements épileptiformes très courts, et enfin elle se réfugie brusquement au pied de son lit, sous ses couvertures, cachant sa tête, couchée sur le côté gauche, et complètement pelotonnée en boule ; quelques secondes après, elle ronfle 2 ou 3 fois et reste ainsi contre le pied du lit plusieurs minutes sans bouger, puis reprend conscience, se plaint beaucoup de sa tête, se met à pleurer, se recouche convenablement ; peu après, elle cause librement et se met à rire. Ces groupes d'attaques sont séparés les uns des autres par un intervalle à peu près égal à leur durée ; une impression subite quelconque peut les provoquer. Les pupilles, qui sont toujours contractées, le sont davantage à la période des secousses.

Ci-joint le relevé de ces attaques, ainsi que celui de la température rectale :

Le 16 —	84 attq. —	T. m.	T. s. = 38°,1.
17 —	164 attq. —	T. m. = 37°,7.	T. s. = 38°.
18 —	180 attq. —	T. m. = 38°,4.	T. s. = 38°,3.
19 —	175 attq. —	T. m. = 37°,6.	T. s. = 38°.
20 —	144 attq. —	T. m. = 37°,8.	T. s. = 38°,3.
21 —	179 attq. —	T. m. = 38°,1.	T. s. = 38°,3.
22 —	268 attq. —	T. m. = 38°,3.	T. s. = 38°,5.
23 —	447 attq. —	T. m. = 38°,4.	T. s. = 38°,5.
24 —	404 attq. —	T. m. = 37°,6.	T. s. = 38°.
25 —	407 attq. —	T. m. = 38°.	T. s. = 38°,2.
26 —	528 attq. —	T. m. = 38°.	T. s. = 38°,2.
27 —	498 attq. —	T. m. = 38°.	T. s. = 38°,1.
28 —	537 attq. —	T. m. = 38°,1.	T. s. = 38°,2.
29 —	491 attq. —	T. m. = 38°,3.	T. s. = 38°,2.
30		T. m. = 40°,2.	T. s. = 40°,5.

Voici les notes qui ont été prises sur l'état général et sur les différents phénomènes présentés par la malade pendant cette série d'attaques :

Dans les deux premiers jours, elle fut sondée pour éviter toute rétention d'urine, opération qui n'eut pas besoin d'être répétée.

Du 25 au 29 avril, la malade parle un peu plus, a un plus grand nombre d'attaques.

Le 28. Elle a vomi la nuit dernière plusieurs fois, a eu des frissons et ses règles apparaissent. On remarque au-dessus du genou gauche, près de la rotule, une plaque rouge, de la dimension d'une pièce de 5 francs en argent, douloureuse au toucher ; aussi les mouvements de l'articulation sont-ils pénibles.

Elle est loquace à la fin des séries, mais il est difficile de comprendre ce qu'elle dit : elle marmotte.

Le 29. La malade vomit 4 fois, après avoir pris quelques aliments liquides : bouillons, vin, etc. Vers 10 heures, la température était de 39°,4. A midi, elle est prise de vomissements porracés et la température monte à 40°,1. A partir de 11 heures, les attaques ne se sont plus reproduites.

Le pouls varia toujours entre 74 et 86 depuis le 15 ; mais ce matin le nombre de battements artériels s'élève, et à présent, 4 heures et demie, il est de 100 ; pas d'attaques.

Le 30. T. 40°,2 le matin. Les vomissements ont continué. La malade se plaint de douleurs à l'abdomen, exagérées par la pression et plus intenses aux régions ovariennes ; l'abdomen n'est pas très ballonné.

Des évacuations assez répétées et très peu consistantes hier soir. Langue pâteuse. Anorexie. Rien aux poumons. Fréquence et irrégularité des pulsations cardio-vasculaires, 101 battements par minute. Céphalée pas trop intense. L'anesthésie générale existant avant et pendant les séries a disparu aujourd'hui : sitôt qu'on la pince elle l'accuse. La plaque rouge du genou gauche des derniers jours, qui était douloureuse, ne l'est plus. Pupille normale. T. 40°,5 à 7 heures du soir.

1er *mai*. T. 40°,1 le matin. Pas d'anesthésie. L'hyperesthésie siégeant le long de l'épine vertébrale n'existe plus ; elle perçoit les odeurs. Les règles ont disparu. Douleurs violentes à l'abdomen. Pas d'attaques. M. Charcot ordonne : calomel, 10 centigr. en 5 paquets, un toutes les heures.

Le 2. T. 37°,5 le matin. Elle est assise dans son lit, souriante et même un peu excitée. Pas de vomissements ; elle a eu deux évacuations abondantes hier soir et a dormi de bon sommeil. Anesthésie générale ; la céphalée n'existe pas. T. 37°,6 le soir.

Le 8. Depuis le 3, la température a varié entre 37° et 37°,4. Elle s'est portée comme à l'intervalle des attaques, c'est-à-dire, relativement bien.

Vers onze heures elle est prise d'une grande attaque hystéro-épileptique, qui est d'abord régulière et complète, mais qui se modifie peu à peu, jusqu'à présenter une prédominance de la période épileptoïde. Anesthésie ; en ce qui concerne la sensibilité spéciale, elle présente le même état que celui signalé plus haut. On peut arrêter ces attaques par la compression ovarienne, elles durent deux jours, au bout desquels elle se trouve bien.

Le 18. La malade est reprise de ses attaques, qui se montrent encore avec les quatre périodes, mais avec prédominance, cette fois-ci, du délire post-hystéro-épileptique.

La malade, après avoir esquissé les trois premières périodes, qui étaient presque frustes, se levait dans son lit, s'agenouillait, en frappant les barreaux, prononçait des menaces et des insultes contre un être imaginaire, après quoi elle se recouchait, s'agitait violemment et d'une façon désordonnée et ces mouvements se prolongeaient deux minutes ; les phénomènes qui viennent d'être décrits se répétaient après un temps variable et cela a duré trente-six heures environ. Ces attaques peuvent être arrêtées par la compression ovarienne.

2 juin. La malade, qui se promenait dans les jardins dès le matin, retourne dans sa salle vers onze heures et déclare qu'elle n'est pas à son aise, qu'elle étouffe, et éprouve de l'engourdissement dans les membres, surtout dans les membres du côté droit. En outre, elle accusait, déjà dès son réveil, une sensation de froissements, de resserrements nerveux, ce qu'elle nomme « ses crispations », qui l'excitaient beaucoup, disait-elle.

Vers midi, les attaques apparaissent et vont se succéder d'une façon plus ou moins rapide, parfois tellement rapide que c'est à peine si on peut les compter. Ces attaques sont absolument analogues et comme calquées sur celles que nous avons décrites plus haut, nous n'en donnerons donc pas une nouvelle description, nous contentant de rapporter le relevé de leur nombre chaque jour et de la température rectale pendant leur durée.

Le 2 —	113 attq. —	T. m. = 37°	T. s. = 37°,2.
3 —	230 attq. —	T. m. = 37°,5.	T. s. = 37°,3.
4 —	380 attq. —	T. m. = 37°,4.	T. s. = 37°,5.
5 —	418 attq. —	T. m. = 37°,3.	T. s. = 37°,3.
6 —	486 attq. —	T. m. = 37°,4.	T. s. = 37°,6.
7 —	415 attq. —	T. m. = 37°,4.	T. s. = 39°,5.
8 —	776 attq. —	T. m. = 37°,5.	T. s. = 37°,7.
9 —	1.055 attq. —	T. m. = 37°,5.	T. s. = 37°,7.
10 —	1.140 attq. —	T. m. = 37°,8.	T. s. = 37°,4.
11 —	1.488 attq. —	T. m. = 37°,6.	T. s. = 37°,9.
12 —	1.760 attq. —	T. m. = 38°,2.	T. s. = 37°,7.
13 —	1.324 attq. —	T. m. = 37°,4.	T. s. = 37°,5.

Le 14 — 1.636 attq. — T. m. = 38°. T. s. = 38°,1.
15 — 635 attq. — T. m. = 37°,6. T. s. = 37°,8.
16 — 567 attq. — T. m. = 37°,6. T. s. = 37°,8.

Voilà le nombre des attaques que l'on comptait pendant les journées, la somme de celles de la nuit — ici, comme il est facile de le comprendre, il y a moins d'exactitude — a été de 4,660.

L'anesthésie générale, qui existe en dehors de l'état de mal hystéro-épileptique, ne s'est pas modifiée pendant cet état ni après lui.

Les sens spéciaux ont présenté pendant l'état de mal le même degré d'anesthésie qu'ils présentent d'ordinaire chez la malade.

La malade avait un certain degré d'anorexie et parfois même un peu de dégoût pour les aliments.

Les vomissements porracés, qui ont eu lieu au mois d'avril pendant l'état de mal, se sont montrés, encore cette fois-ci, tous les jours ; cependant ils n'étaient pas fréquents puisqu'ils n'ont pas dépassé le nombre de 5 dans les 24 heures. La malade présentait une grande tendance à la constipation, ce qui rendait nécessaire l'administration d'un lavement purgatif tous les deux ou trois jours, ou même d'un peu de calomel en doses fractionnées. Dans cette dernière série, la malade n'a pas eu besoin d'être sondée, la miction se faisant régulièrement tous les jours.

En cherchant à provoquer l'attaque par la pression exercée sur le rachis ou sur la tête, on n'y parvenait pas. La compression des carotides, essayée à diverses reprises dans le but d'arrêter l'attaque, a réussi quelquefois, mais pas d'une façon complète.

Quelquefois la malade présente en dehors de tout état de mal pendant le sommeil, un certain état vertigineux, qui ne semble pas augmenter pendant les attaques.

Le 5. On lui ordonne une potion avec de la morphine.

Le 7 au matin la malade n'a pas eu d'évacuation malgré l'administration du calomel ; on lui supprime la potion morphinée et après que le lavement habituel eut été administré, vers 11 heures, elle eut deux évacuations abondantes et se plaignit moins de la tête.

Le 8. Pendant la visite on note qu'après une ou deux séries, la malade n'accuse pas le mal de tête qui jusqu'alors était constant. Aujourd'hui comme hier, la malade en finissant chaque série prononce, entre autres paroles, cette phrase : Maman, j'ai peur ! mais en reprenant connaissance elle dit ne pas en avoir eu conscience.

Le 9. Ses attaques se modifient, en ce sens qu'elles sont parfois plus courtes qu'auparavant et la fin en est marquée par cinq, six et sept ronflements. Ces attaques se sont arrêtées le 16, à midi 15 minutes, sans qu'aucun phénomène nouveau se montrât. La température prise le soir du 16 et le 17 était normale. Les attaques n'ont plus paru depuis hier 16.

Réflexions. — Cette observation présente des particularités assez intéressantes, tant au point de vue du nombre que de l'aspect même des attaques et des phénomèmes qui en ont accompagné le développement.

Il est certain qu'au premier abord ces attaques semblaient être de nature épileptique, vu les caractères des convulsions toniques et cloniques qu'elles présentaient, c'est là évidemment l'opinion que devait avoir toute personne ignorant les antécédents hystériques de la malade. Mais en observant plus longtemps les attaques, en restant près du lit de la malade un quart d'heure ou plus, on voyait se produire des phénomènes qui permettaient de modifier ce diagnostic. En effet, Hab..., se précipitait tout d'un coup au pied de son lit, ramenait violemment les draps sur sa tête et se mettait à parler, c'était bien certainement l'ébauche de cette période d'attitudes passionnelles qui, comme l'ont montré MM. Charcot et Richer, termine la grande attaque hystéro-épileptique, et, en effet, la malade ne tardait pas à revenir à elle ; de sorte que, à un point de vue général, il faut admettre que chaque phase épileptiforme correspondait réellement à une attaque hystéro-épileptique, mais que, par suite de circonstances spéciales, l'attaque ne se développait pas complètement, n'atteignait pas la période des attitudes passionnelles, mais restait confinée à la seule phase épileptoïde; puis, au bout d'un certain nombre de ces attaques avortées, il en survenait une dont l'évolution était tout à fait complète, et celle-ci mettait fin provisoirement à ce *groupe d'attaques*.

Il est encore un phénomène qui, à la fin de chaque groupe d'attaques, indiquait bien la nature réelle de l'affection, c'est la facilité avec laquelle la malade reprenait connaissance et se mettait à rire et à causer avec les personnes de son entourage, comme si rien ne s'était passé, et avec une lucidité parfaite ; c'est là, on le sait, une terminaison ordinaire de l'attaque hystérique, mais qui ne s'observe pas dans l'attaque épileptique véritable ; cette dernière laisse, on le sait, après elle un état soporeux plus ou moins accentué qui enlève aux malades, du moins pendant quelques minutes, le libre usage de leur sens.

Restait encore pour arriver au diagnostic exact, alors même que les indications fournies par les signes précités n'auraient pas semblé suffisantes, l'examen de la courbe thermique ; on sait, en effet, depuis les recherches de M. Charcot sur ce sujet, qu'un des caractères différentiels les plus précis entre l'état de mal hystéro-épileptique et l'état de mal épileptique consiste en ce que, dans le premier cas, la température ne s'élève pas notablement et ne dépasse guère la normale, tandis que dans le second cas elle peut atteindre 40° et même 41°. — C'est bien ainsi que se sont comportées les choses dans notre observation et, tout d'abord, la température est restée dans les environs de la normale, mais sous l'influence de causes toutes spéciales, on a vu la température monter à 40° au moment même où les attaques disparaissaient ; il y avait donc lieu de rechercher les causes de ces manifestations anormales, et nous croyons bon de rappeler brièvement ce qui s'était passé.

En effet, dans la première série en avril, nous avons dit que les attaques avaient pris fin le 29, à 11 heures du matin ; cependant la température, au lieu de revenir à la normale, monta le 29, vers 10 heures, d'un degré de plus que la température la plus élevée observée durant toute la série d'attaques qui venait de se terminer.

A midi et demi, le thermomètre accuse 40°. — Le 30, la température est de 40°,2 le matin et 40°,5 le soir. — Le 1er mai, on trouve encore 40°,1.

En cherchant quelle pouvait être la cause d'un pareil état qui semblait se prolonger et qui affaiblissait beaucoup la malade, et en considérant qu'elle se plaignait, depuis deux jours, de douleurs intenses à l'abdomen, qu'elle n'avait pas eu de selles, que son inappétence était presque totale et qu'elle avait fait usage d'une potion contenant une préparation opiacée, on pensa qu'un certain degré d'obstruction intestinale et de stercorhémie (1) pouvait être incriminé, et M. Charcot prescrivit 0,10 centigrammes de calomel, divisés en cinq paquets, à prendre à une heure d'intervalle chacun.

Le 2 mai, tout trouble du côté du tube digestif avait disparu et l'état de la malade redevenait complètement normal.

Il était donc bien évident que l'élévation de la température n'était pas due aux manifestations convulsives hystériques, mais bien aux troubles gastro-intestinaux ; de plus, il faut remarquer que, lorsque les températures élevées se montrèrent, les attaques disparurent et la sensibilité redevint normale ; c'est là un fait qui a déjà été signalé plusieurs fois par M. Charcot.

Enfin, en terminant, nous appelons l'attention sur le nombre tout à fait colossal d'attaques présentées par notre malade pendant l'une et l'autre série :

En effet, le nombre total des attaques de la première série est égal à 4,506 ; le minimum d'attaques observé dans un groupe pendant cet état de mal est de 84 attaques, le maximum est de 537; le minimum de durée des groupes d'attaques est de 12 minutes, le maximum est de 22.

Dans la seconde série, le chiffre total des attaques est de 17,083, chiffre beaucoup supérieur, comme on voit, au précédent; le minimum d'attaques observé dans un groupe est de 113 attaques, le maximum est de 176 ; le minimum de durée

(1) BOUCHARD. *Auto-intoxications dans les maladies,* 1887, Paris, 8e, 9e et 10e leçons. Y aura-t-il une relation étiologique entre les phénomènes fébriles de certaines névroses et la coprémie ?

d'un groupe, est de 16 minutes, le maximum est de 50 minutes (1).

(1) Rappelons, à propos de cette observation, qu'une malade du service de M. Legrand du Saulle a eu dans l'espace de 25 jours (du 3 au 28 octobre 1883) 21,708 accès d'hystérie. L'observation a été communiquée à la *Société médico-psychologique* par M. Legrand du Saulle et elle sera prochainement publiée *in extenso* dans les *Archives de neurologie* (G. Ballet et A. Crespin. — *Des attaques d'hystérie à forme d'épilepsie partielle*). La malade qui fait l'objet de notre observation a, elle aussi, comme nous l'avons dit, présenté très nettement une localisation des mouvements convulsifs aux membres du côté droit. M. Charcot donne dans son IIIe v. des faits de cette forme de l'hystérie, chez l'homme.

III

Étude sur les relations et l'influence réciproque de l'épilepsie ou de l'hypnotisme avec le rhumatisme articulaire aigu.

L'association plus ou moins étroite d'un certain nombre de maladies de la nutrition avec les maladies du système nerveux, soit chez un individu donné, soit chez sa famille examinée au point de vue des rapports morbides, est un fait clinique indéniable ; déjà, depuis une quarantaine d'années, plusieurs médecins, parmi lesquels il est juste de rappeler les noms de Trousseau et Morel, l'ont observé ; néanmoins, ce n'est que plus tard que l'étude des rapports de ce genre a été poursuivie avec plus de méthode et d'une manière plus analytique.

Nous allons rapporter deux observations où l'on verra la combinaison des manifestations de l'arthritisme avec deux névroses des plus intéressantes. La première est celle d'une épileptique qui, au point de vue des phénomènes convulsifs, ne s'écarte pas des descriptions classiques, mais présente d'autres détails sur lesquels nous nous permettons de revenir. La seconde est une hystérique hypnotisable chez qui non seulement quelques symptômes hystériques, mais, principalement, les caractères de l'hypnotisme ont été modifiés par le rhumatisme articulaire.

Obs. I. — Mlle Arch... (Louise), 31 ans, tempérament nervoso-sanguin, est admise, le 20 janvier 1885, dans la salle Duchenne (de Boulogne), service de M. le professeur Charcot, à la Salpêtrière.

Antécédents héréditaires. — Mère, cinquante-quatre ans, mariée à vingt, eut, en enfance, des convulsions externes par entozoaires ; jusqu'à trente-six ans, elle fut sujette à des céphalées et à des névralgies dento-faciales ; ces dernières l'obligèrent de faire arracher quelques-unes de ses dents. Entre trente-six et cinquante-deux ans, quatre atteintes de rhumatisme articulaire subaigu ; entre la seconde et la troisième qui a duré quatre mois, les céphalées réapparaissent s'accompagnant d'étourdissements, de défaillances, d'étouffements et de quelques vomissements ; elles disparaissaient au bout de deux ou trois jours.

Père, soixante-dix ans, impressionnable, vit une partie de ses cheveux blanchir plus ou moins rapidement ; il fait assez souvent des faux pas et tombe même quelquefois pris d'étourdissements ; il n'est pas très obèse.

Grand'mère maternelle génoise, morte à soixante-dix ans, à la suite d'une paralysie avec troubles de la parole et de la déglutition, avec sialorrhée, une certaine raideur des membres et œdème des membres pelviens ; quelques années avant sa mort, elle devenait obèse. Grand-père maternel, maigre, victime à soixante-six ans d'une neuvième fluxion de poitrine ; à partir de quarante-huit ans, souffrait d'une affection cutanée, excepté sur les parties exposées à l'air.

Grand'mère paternelle, d'un caractère fort variable, eut des convulsions épileptiformes par hémorrhagie cérébrale, et meurt paralysée longtemps après. Grand-père paternel succombe aux suites d'un vaste ulcère variqueux d'une des jambes.

Sans doute, il n'est pas sans intérêt de noter encore quelques autres détails héréditaires, montrant un terrain morbide rarement aussi étendu et tenace ; en effet, Mlle Arch.... a un oncle maternel goutteux ; un autre eut, dans son enfance, des attaques de somnambulisme ; un grand-oncle eut des tumeurs hémorrhoïdaires nécessitant une opération. Une tante paternelle, à la ménopause, est prise d'un sommeil qui ne s'accompagne pas de phénomènes convulsifs ni d'hallucinations conscientes, qui durait vingt minutes environ ; enfin, la plus jeune des sœurs du père de notre malade s'est noyée dans un accès d'aliénation mentale ; cette dernière laissa trois filles, l'aînée desquelles s'est également noyée (il est bon de dire que le mari de la dernière tante s'enivrait habituellement et rendait le ménage malheureux).

Mlle Arch.... a deux sœurs : la première, âgée de vingt-sept ans, est sujette à des bronchites fréquentes et tenaces ; elle a eu trois attaques de somnambulisme et deux crises nerveuses avec perte incomplète de connaissance ; la deuxième, âgée de dix-neuf ans, est migraineuse, et vit, il y a deux ans, une grande partie de ses cheveux blanchir en quelques jours, surtout à la partie antérieure de la tête.

Antécédents personnels. — Pas de convulsions en enfance ; à treize mois, fièvres paludéennes régnant endémiquement à Rochefort-sur-Mer ; à quinze mois, fièvre typhique ; à trois ans, rougeole régulière et, quelque temps après, angine diphtéritique bénigne. Les accidents de la malaria, revenant de temps en temps, décidèrent les parents à envoyer leur fille à Bordeaux, où, après un court séjour, les symptômes s'amendent très notablement ; ils réapparaissent dès que la malade est rentrée à Rochefort. Cette circonstance fait que la famille de notre malade se fixe à Bordeaux, et là les désordres malariques s'effacent progressivement.

Un an après ce changement de demeure (1861, elle avait sept ans), des épistaxis lui surviennent, assez intenses pour remplir, à la fin de certaines journées, une petite cuvette ; ces épistaxis furent plus fréquentes entre huit et dix ans, ne cessèrent qu'à l'âge de treize ans, époque de sa première menstruation ; l'intervalle qui les séparait était environ de vingt jours. A dix ans, la céphalée dont elle souffrait depuis longtemps s'est accrue et se montrait plus forte le jour que la nuit ; vers cette époque, persistance de névralgies dentaires malgré l'avulsion et le plombage de certaines dents cariées. A douze ans, variole bénigne, de courte durée.

La malade déclare n'avoir jamais eu ni de crachats, ni de vomissements de sang, ni de saignements hémorrhoïdaires. La menstruation n'a pas été régulière, une fois ses règles établies ; la malade a vu des retards de quatre à cinq jours, et des avancements de dix à quinze ; entre l'âge de quinze et dix-huit ans, elle n'a vu que huit écoulements menstruels, et c'est alors que sa céphalée atteint son summum d'intensité, pour disparaître ensuite peu à peu.

Au commencement de ce second retard (septembre 1869), elle présenta ses premiers phénomènes épileptiques, survenus la nuit, pendant lesquels elle ne s'est pas mordu la langue, mais urina dans son lit, *miction inconsciente et accidentelle*. Le lendemain, elle a des nausées, des vomissements et un léger flux intestinal ; les vomissements ont persisté jusqu'au mois de février 1884. De 1869 à 1874, les accès épileptiques se reproduisent, séparés par des intervalles dont le minimum a été de quatre et le maximum de dix-huit mois ; leur nombre serait d'environ quarante-cinq. Pendant ces cinq ans, elle était, de plus, sujette à des gastralgies, lipothymies, sueurs, lesquelles duraient trente-cinq minutes à peu près, et revenaient sept et huit fois chaque année ; la malade se sentait abattue à la suite de ces crises. C'est en 1875 que, pendant un de ses accès, elle se mord la langue pour la première fois, et est presque délivrée de sa céphalée. Entre août 1875 et mars 1882, les accès convulsifs furent très rares et très légers ; le petit mal se montra alors d'une façon presque isolée. En janvier 1871, scarlatine bénigne, du moins en apparence ; elle fut entièrement remise au commencement de février suivant. A la fin de ce dernier mois (âge, dix-sept ans), *première attaque de rhumatisme* survenant deux ans après le début des manifestations comitiales, mais dans un des intervalles des accès. Elle était caractérisée par des douleurs vives dans diverses articulations qui présentèrent un gonflement rouge, surtout aux genoux et aux épaules ; ces deux dernières sont restées presque immobiles. Ces arthrites durèrent trois semaines, s'accompagnèrent de fièvre et donnèrent lieu à la production de craquements consécutifs qui n'ont pas persisté. La malade dit que son médecin d'alors envisagea les altérations comme des complications articulaires (?) de la scarlatine ; ces altérations ont été lentes à disparaître et ont présenté, avant leur guérison, quelques recrudescences, surtout en été ; en un mot, leur guérison fut traînante.

En avril 1881, dix ans et deux mois après la première, *nouvelle attaque de rhumatisme articulaire* se prolongeant pendant trois semaines ; outre les jointures scapulo-humérales et fémoro-tibiales, les hanches et les pieds se prennent à leur tour, la fièvre est plus intense, la malade est oppressée ; elle ressent des tournoiements de tête et présente un peu de gonflement aux jambes ; les altérations du rhumatisme vont être, cette fois, plus longues à se dissiper que les premières et le seront aussi relativement à celles de la troisième atteinte.

En janvier 1882 (à l'âge de vingt-huit ans), elle dit avoir éprouvé un gonflement et des douleurs à l'épigastre, des envies fréquentes d'uriner (pollakiurie), avoir eu souvent la vue trouble (des brouillards) et des peurs imaginaires ; deux mois après, survient une nouvelle série d'accès, pendant lesquels elle aurait perdu partiellement connaissance ; elle urine inconsciemment dans son lit, elle se mord la langue et a des convulsions. En revenant à l'état normal, ou, après avoir passé par un état qui ne laisse pas de présenter une *analogie* plus ou moins grande avec *le somnambulisme*, elle fait souvent allusion à ce qu'elle aurait dit ou demandé pendant l'accès qui s'est manifesté en dernier lieu ; cela provoque un certain étonnement dans son entourage, car la malade n'avait rien prononcé qui eût été entendu, sauf quelques grognements qui se produisaient dans son gosier. Une fois ces crises épileptiques terminées, la malade ne présente pas toujours le même aspect morbide ; c'est ainsi que tantôt elle accuse, immédiatement après, un sentiment de lassitude prononcée, des douleurs à la tête, au tronc et aux jointures, alors ce brisement de forces disparaît au bout de deux jours, et la physionomie redevient à peu près normale ; tantôt, elle n'éprouve pas immédiatement la lassitude douloureuse, ce n'est qu'au bout de quelques heures qu'elle accuse une faiblesse dans ses mouvements et une forte envie de se coucher; alors elle est un peu engourdie, impatiente, dysorexique et se remet plus tardivement.

Pendant l'état dont nous venons de faire la description, les objets qu'elle touche lui paraissent froids, glacés ; les aliments solides ou liquides provoquent une sensation identique dans leur passage jusqu'à l'estomac. Malgré cette aberration sensitive, elle perçoit les piqûres d'aiguilles et d'autres instruments pointus.

Au mois de février 1883, la malade fut prise d'une insomnie accablante qui a disparu lorsqu'elle était convalescente de sa troisième attaque rhumatismale; cette insomnie serait-elle déjà un trouble précurseur de la récidive rhumatismale ?

Deux mois après, fin d'avril, *troisième attaque de rhumatisme*, moins intense et plus courte que la précédente, alors gonflement des jambes; celui-ci disparaît pour revenir trois mois après, quand la récidive était passée. Tant qu'a duré l'attaque elle n'a pas présenté de phénomènes évidents d'épilepsie. Entre novembre 1883 et juillet 1885, espace de vingt mois, elle présenta un grand nombre d'accès ayant lieu d'une façon très analogue, comparés les uns aux autres. Pendant le courant de 1884, elle eut vingt-quatre accès que séparaient les uns des autres des intervalles variant de huit à cinquante jours; elle en a eu 10 de janvier à août 1885; remarquons qu'au lieu d'accès, nous devrions plutôt dire *séries*, car à chacune des reprises du mal comitial, il y a eu en réalité de trois à douze accès distincts.

État actuel (août 1885). — Notre malade, dont la stature est de $1^{m},57$, est née à terme et normalement; elle est très souvent enchifrenée, mais paraît ne pas avoir de disposition à l'obésité et ne présente pas aucun trouble de la sensibilité générale du genre de ceux des hystériques. Quant aux sens spéciaux, elle s'imagine voir des araignées à pattes volumineuses autour de sa chaise et de son lit et montant sur ses jambes pour se promener sur le tronc et sur les bras; cette hallucination est plus fréquente à certains moments, mais alors elle n'indique pas la proximité des accès. Quelquefois ses doigts lui semblent plus gros qu'ils ne sont réellement, phénomène qu'on observe dans certains délires. Sa pupille gauche est plus rétrécie que la droite, dont la périphérie semble moindre que celle d'une pupille normale ; pourtant elles réagissent à la lumière en conservant leurs diamètres respectifs (1). Ses paupières se gonflent à certains jours, d'où diminution variable de leurs rides normales. Pas de troubles des autres sens. Réflexes cutanés et tendineux comme chez un individu sain.

Nous n'avons pu noter aucune déformation à la tête de la malade ; comparaison a été faite avec la tête de trois employées du service lesquelles ne sont pas tributaires des névroses. Nous avons procédé à la mensuration de l'extrémité céphalique de la malade et en voici le résultat : périphérie occipito-frontale (le ruban métrique passe au milieu du front, entre le pavillon de l'oreille et la région temporale et à la protubérance occipitale) = 0m,52 ; distance directe de la racine du nez à la même protubérance = 0,32 ; distance d'un conduit auditif externe à l'autre, le bregma étant au milieu, = 0,32 ; hauteur du menton au bregma (lèvres rapprochées) = 0,24.

Nous ne constatons pas de déviations sur la colonne vertébrale.

Les dents se sont cariées à sa jeunesse, en partie ; une des petites molaires èst notablement plus longue que les autres.

Au contraire de ce qui arrive à d'autres malades, les objets ne tombent pas de ses mains, qui transpirent constamment, surtout quand elle se livre à un exercice manuel comme celui du crochet ; aussi est-elle contrariée de ne pas avoir assez propre un passement quelconque ; l'année passée, cette transpiration abondante existait aussi aux aisselles.

L'enflure des régions malléolaires et du tiers inférieur des jambes de la malade diminue beaucoup avec l'administration de la digitale ; l'auscultation de son cœur donne le souffle de l'insuffisance mitrale : à propos de ce signe physique, un détail à rappeler : le maximum du souffle auriculo-ventriculaire est bien au-dessus de la cinquième côte gauche sur la ligne mamelonnaire (un peu d'hypertrophie), mais le moment de la fonction morbide est saisi plus aisément sur les foyers artériels. Palpitations assez fréquentes.

Il n'est pas rare d'entendre la malade accuser des douleurs spontanées vagues, peu vives, dans les masses musculaires, les articulations et les os ; elles sont exagérées par la pression des parties douloureuses ou par la traction des membres. A ces moments, elle présente un état mental excitable, en partie conscient, dont ses voi-

(1) Ces caractères des pupilles d'Arch... confirment les résultats de celles examinées par M. le Dr P. Marie, comme on peut le vérifier dans le n° 10 des *Archives de neurologie,* 1882, mais nous ne pouvons pas dire au juste si la rapidité contractile en est plus ou moins grande que celle des pupilles d'une personne en bonne santé.

sines s'aperçoivent facilement ; en effet, tandis que dans d'autres moments, la conversation de A et B ne trouble pas le petit travail de la malade; à l'occasion de cette perturbation cérébrale-là elle est prompte à s'impatienter, à changer de place ; alors elle affirme que A et B ne sont pas raisonnables lorqu'elles s'étonnent de son agacement moral, car, dit-elle, « rien ne diffère dans la façon de me tenir ».

Le 1er novembre 1885, à sept heures du soir, en dînant chez ses parents, elle éprouve presque subitement une sensation de constriction douloureuse à la base du thorax et à l'épigastre, sensation qui monte à la partie supérieure de la poitrine, au cou, dont le serrement empêche le libre jeu : « mon manger ne pouvait pas passer ». Peu après, elle éprouve à l'épigastre des bouffées de chaleur qui atteignent la tête ; cette agitation pénible qu'elle ne pouvait réprimer qu'avec malaise, disparaît vite, et la malade peut terminer son repas sans déranger personne. A minuit, après s'être endormie, elle se réveille, et voit quelqu'un qui lui demande si elle se trouve mal, et veut prendre un remède calmant ; la malade venait d'être prise de convulsions et était inconsciente ; ces dernières sont revenues quatre fois dans le reste de la nuit, et ce n'est qu'au soir du lendemain qu'elle se remet complètement.

Depuis plusieurs mois, la malade accuse des douleurs indécises, de faible intensité, dans les différentes jointures, spécialement dans celles des mains, qui, sans avoir présenté en même temps les phénomènes inflammatoires prononcés des arthrites rhumatismales nettes, se tuméfient parfois.

Description d'un accès. — Presque toujours sans avertissements, sans *aura*, la malade, apparemment en bonne santé, pousse un gémissement au milieu duquel elle tourne sa tête à gauche, se raidit de tous ses membres, principalement dans la moitié gauche du corps, et tombe sans connaissance, avec pâleur à la face, les paupières closes, comme une masse inerte ; la tête est alors un peu inclinée à droite, les pupilles sont inégalement contractées ; douze secondes sont à peine passées que les paupières s'agitent rapidement, la figure, les membres, surtout les gauches, entrent en convulsions cloniques, le membre supérieur gauche se plaçant avant le droit, tous deux demi-fléchis : une écume plus ou moins sanglante se montre aux lèvres. Au bout de quarante à cinquante secondes, les convulsions s'effacent peu à peu pour être substituées par la période de repos relativement courte chez Arch.... n'ayant pas uriné ni mordu la langue dans ses deux dernières crises. La durée de l'accès est de deux minutes au plus. Courbature et faiblesse consécutives. Le front présente à gauche une cicatrice linéaire provenant d'une blessure ancienne causée par une de ces chutes.

Comme les accès ont lieu plus souvent la nuit que le jour, circonstance favorable à la malade, notre description résulte d'une des petites séries que nous avons vues et des renseignements de ses voisines.

La vision a été examinée trois fois par M. le Dr Parinaud, qui n'a rien constaté de notable quant à l'étendue du champ visuel, ni quant à la perception des couleurs ; dans une de ces occasions, l'exploration se faisait quatre heures après une des séries et l'acuité visuelle était à peu près normale.

L'attention, la comparaison et le jugement sont chez Arch... à peu près normaux ; la mémoire est, à la suite des accès plus forts, un peu obnubilée.

Les fonctions plus directement influencées par le système sympathique ne laissent presque rien à désirer.

Réflexions. — Quand nous interrogions Mlle Arch.., nous avons été frappé de ceci : c'est la qualité des nombreux antécédents de famille lesquels, en dépit de leur variété, ont entre eux des connexions plus ou moins serrées ; alors nous avons pensé au livre de M. Charcot sur les *Maladies des vieillards*, où nous avons appris à connaître les relations morbides auxquelles nous venons de faire allusion et qui ont été dernièrement le sujet d'un très important mémoire : *La Famille névropathique*, de M. Ch. Féré, médecin de Bicêtre. Cependant, avant d'appeler l'attention sur les relations qui existent entre des processus morbides concomitants et réellement plus ou moins dépendants les uns des autres, nous relèverons les particularités que comporte le présent cas.

A l'âge de sept ans, alors que le trouble sérieux des fonctions digestives, l'anémie, qui marchait vers la cachexie et d'autres altérations causées par l'intoxication paludéenne se dissipaient et qu'on voyait la malade presque guérie, des épistaxis se montrent, deviennent inquiétantes à une certaine époque, durent six ans au bout desquels elles disparaissent ; la disparition de ces hémorrhagies nasales coïncide avec l'établissement des règles qui paraissent provoquer de la sorte une dérivation naturelle, si l'on peut s'exprimer ainsi. Elles s'expliquent très probablement par l'état de dyscrasie où est resté le sang à la suite de l'action de l'agent palustre ; c'est du moins ce qui a été mis en évidence dans les hémorrhagies, post-opératoires surtout, par le professeur Verneuil, M. Kirmisson, etc., chez des anciens paludéens.

A quinze ans, des phénomènes importants eurent lieu qui, ce semble, ont conspiré pour la détermination de la névrose, en préparant de longue main un terrain propice à son éclosion. D'abord, c'est à cette époque que la céphalée, datant déjà d'environ huit ans, devient très forte et prive de son sommeil la malade chez laquelle il paraît se réaliser un fait curieux d'hérédité, que certains auteurs ont dénommé — *homochronisme héréditaire* ou *hérédité homochronique,* car sa mère aurait commencé à souffrir le plus de ses migraines, justement à la même période de la vie. Ensuite, c'est au même moment que la fonction menstruelle de notre malade se trouble le plus ; on voit des retards énormes des règles, qui s'écoulent en petite quantité. Dans ces conditions, la malade, du fait de sa tare héréditaire complexe et indécise jusqu'alors, et du fait de son propre contingent est la victime de la névrose effroyable tenant en pathologie le nom de *morbus divinus ;* la voilà sous le coup d'accidents épileptiques qui ne cesseront pas de se montrer tantôt plus, tantôt moins marqués, et qui s'accompagneront de phénomènes se rapprochant d'autant plus du petit mal que le *morbus sacer* sera moins convulsif ; c'est-à-dire qu'il y a ici une sorte d'opposition plus ou moins accusée entre le grand mal et le petit mal où les convulsions sont insignifiantes, quand elles existent, et où prédominent des symptômes autres que les convulsions.

Nous nous rappelons que la première attaque de rhumatisme articulaire aigu, pour laquelle la scarlatine, survenue vingt-deux jours auparavant, n'aura exercé très probablement qu'une influence déterminante du côté des articulations, éclata dans un moment où le mal comitial était constitué déjà depuis deux ans. Or, cette première attaque, de même que les deux suivantes, la malade les a faites quand son épilepsie n'était pas convulsive ; pourrait-on voir dans cette absence de manifestations bruyantes une occasion plus opportune pour l'apparition des altérations rhumatismales ? Il semble que le rhumatisme qui a retenti sérieusement sur l'endocarde ne se révèle nettement que quand l'épilepsie convulsive se dissimule, que les deux maladies se font des concessions réciproques ; elles, une fois établies, évolutionnent côte à côte en se modifiant peut-être jusqu'à un certain point ; en tout cas elles alternent dans leurs manifestations. La parenté des névroses en général avec le rhumatisme, Baillarger l'avait déjà reconnue, dit M. Féré, qui ajoute : « L'arthritisme coïncide fréquemment avec les névropathies. On rencontre souvent chez les nerveux et dans leur famille le rhumatisme, la dartre et plus souvent la goutte (1) ». Notre malade offre des névralgies à la tête, certains troubles nerveux (gastralgie, lypothymie, etc.) analogues à ceux de la goutte anormale ; elle offre encore de l'épilepsie et du rhumatisme articulaire ; Mlle Arch... n'a aucune asymétrie céphalique reconnaissable à un examen extérieur, même attentif ; dans la même salle se trouve une autre épileptique, Mlle Anna, laquelle a fourni un résultat identique négatif en ce qui touche l'asymétrie fronto-faciale. Par conséquent, il serait au moins exagéré de dire avec certains auteurs que tous les sujets chez lesquels l'épilepsie se montre entre dix et dix-huit ans présentent l'asymétrie fronto-faciale comme règle. Arch..., tout en présentant un petit mal, n'a jamais présenté jusqu'à aujourd'hui les symptômes alarmants du grand mal épileptique ; enfin l'exploration ophtalmoscopique n'a jamais donné ce qu'on voit dans l'hystérie, particularité importante pour le diagnostic de ces deux névroses, sur laquelle M. Charcot insiste beaucoup. L'occasion se présente pour affirmer que MM. Thomsen et Oppenheim se sont trompés en

(1) *La famille névropathique*, 1884, p. 48.

prétendant que les *troubles visuels des hystériques* se trouvent également chez les épileptiques et dans d'autres maladies nerveuses (1).

Il ne sera pas sans intérêt de résumer maintenant, dans un tableau, les maladies de la famille de Mlle Arch., tableau qui rappelle celui que M. Charcot donne dans son livre, déjà cité (p. 102), et qui a trait à un sujet du même ordre.

Mère, 54, vivante......	Convulsions, céphalalgie, migraine souvent. Rhumatisme articulaire.
Père, 70, commerçant..	Blanchissement des cheveux à 15 ans. Étourdissements plus ou moins forts. Obésité. Vivant.
Grand'mère maternelle.	Obésité. Aphasie. Morte paralysée à 76 ans.
Grand-père maternel...	Dermatose. Huit fluxions de poitrine, mort à la neuvième, à 66 ans. Pas d'obésité.
Grand'mère paternelle.	Nerveuse. Convulsions épileptiformes et paralysie par hémorrhagie cérébrale.
Grand-père paternel...	Ulcères variqueux aux jambes. Hémorrhoïdes.
Oncle maternel........	Goutte normale, précédée d'un certain degré d'obésité, mort en 1887, asystolique.

(1) Voir T. BATAULT. *Contribution à l'étude de l'hystérie chez l'homme.* Paris, 1885. A. HITIER. *De l'amblyopie liée à l'hémianesthésie, etc.* Paris, 1886. p. 36 et passim. Ces deux travaux furent faits dans le service de M. le professeur CHARCOT et contiennent l'enseignement de ce maître et de son école, pour ce qui est des perturbations multiples des sensibilités générale et spéciale dans les maladies des centres nerveux. Après avoir étudié la valeur séміologique de l'amblyopie hystérique ; après avoir montré que certains troubles de la chromatique visuelle, qu'on peut rencontrer dans d'autres névroses et, même, dans quelques altérations lésionnelles des centres nerveux, n'offrent pas les caractères de la véritable amblyopie hystérique, M. Hitier se résume en les termes suivants : « Nous pourrons donc conclure que si l'amblyopie que nous avons décrite n'est pas absolument spéciale à l'hystérie, elle en est cependant un des symptômes les plus caractéristiques et d'autant plus important qu'il se prête à une détermination précise et qu'il est impossible à simuler ».

Pour ce qui est du rétrécissement du champ visuel chez les épileptiques, on sait aujourd'hui que celui-ci y est assez rare et que, quand il existe, il est essentiellement transitoire, tandis que le rétrécissement concentrique des hystériques est très commun et permanent. Dans l'épilepsie, il peut précéder, comme aura, ou suivre l'accès. (Voir CHARCOT. *Policlinique du mardi 27 novembre 1888*).

Oncle maternel........	Sommeil hystérique ; hypnotisme?
Grand-oncle maternel..	Tumeurs hémorrhoïdaires opérées.
Tante paternelle.......	Sommeil hystérique.
Tante paternelle.......	Folie. Morte dans un asile.
Grand'tante maternelle.	Morte juillet 1889, à la 2e attaque de paralysie, âgée
Cousine paternelle.....	Folie (?), fille de la précédente.
Sœur, 27, vivante......	Bronchites. Hystérie. Somnambulisme.
Sœur, 19, vivante......	Blanchissement des cheveux à 17 ans. Migraineuse.

On voit, dans le résumé ci-dessus de la famille d'Arch..., à peu près seize affections névropathiques soit bien caractérisées, soit indécises ; on voit encore certaines maladies de la nutrition qui ne sont autres que des modalités de l'arthritisme et qui se trouvent en corrélation plus ou moins affirmée avec les troubles nerveux ; on voit enfin que la plupart de ces affections névropathiques sont héréditaires et tout cela nous amène à penser à l'hypothèse que M. Lancereaux a émise sur la nature de l'*herpétisme* qu'il regarde comme une névrose complexe. En résumé, si Mlle Arch... représente la branche névropathique, les siens représentent la branche psychopathique de la *famille névropathique,* dans laquelle sont multiples les alliances arthritiques.

Nous terminons ces réflexions en disant que l'épilepsie de notre malade n'est pas un héritage direct ou indirect, vu que nous ne la trouvons pas dans ses ascendants ; que, ici, la formation et l'éclosion de la névrose s'explique par l'arrangement morbide que les neuropathologistes nomment *métamorphose des maladies héritées* et que, probablement, elle n'aura pas la goutte, bien qu'elle présente certains états que M. le professeur Bouchard appelle accidents prémonitoires de la goutte (1).

Obs. II. — La nommée Witt... se trouve dans le service de M. le professeur Charcot depuis longtemps et son histoire est consignée

(1) Bouchard. *Maladies par ralentissement de la nutrition,* 2 édition, 1887. Paris.

avec toutes les particularités désirables dans l'*Iconographie photographique de la Salpêtrière* (tome III), par MM. Bourneville et Regnard. Il s'agit d'un sujet hystérique offrant un *modèle* de ce que M. Charcot a décrit sous la dénomination d'*hypnotisme*, qui est une névrose expérimentale en corrélation étroite avec l'hystéro-épilepsie, dans la grande majorité des cas. Les symptômes de cette maladie sont plus ou moins nombreux suivant les cas particuliers, d'où des cas types et des cas *mal frappés*. Mlle Witt... présente un cas type dans lequel trois périodes principales sont nettement observables : 1° l'état léthargique ; 2° l'état cataleptique, et 3° l'état somnambulique. Nous ne pouvons mieux faire, pour leur distinction réciproque, que d'indiquer les descriptions classiques de MM. Charcot (1), Richer (2), C. Féré (3), etc. ; donc, malgré l'intérêt des phénomènes si remarquables qui caractérisent les états hypnotiques, nous ne nous en occuperons pas et passons de suite à notre objectif (4).

Le 25 décembre 1884, la malade se plaint d'un malaise inaccoutumé, accompagné de frissonnements, de dysorexie et d'une soif insolite ; le 26, matin, elle déclare que son sommeil n'a pas été aussi bon que celui des nuits antécédentes ; il a été interrompu par des cauchemars. Dans le courant de la journée, elle commence à accuser les premiers troubles d'une maladie sérieuse qui va évoluer et dont

(1) J.-M. CHARCOT. Note sur les divers états nerveux déterminés par l'hypnotisation chez les hystériques. *Prog. méd.* du 18 février 1882. (Communication à l'Académie des sciences, le 13 février.) Leçons de 1884 et 1885 dans *Progrès médical.*

(2) P. RICHER. *Études sur la grande hystérie*, 2e éd. 1885.

(3) CH. FÉRÉ. *Les hypnotiques hystériques.* (*Soc. méd. psychologique.* Mai 1883). G. DE LA TOURETTE. *L'hypnotisme au point de vue médico-légal.* 2e édit, 1888, Paris.

(4) Notons cependant que c'est pendant l'état somnambulique qu'il y a lieu, dans la généralité des cas, de chercher à produire les *suggestions thérapeutiques* (CHARCOT, *Prog. médical*, 1885 et 1886 ; BINET et FÉRÉ, Les applications thérapeutiques dans leur livre sur le *Magnétisme animal*, p. 264, Paris, 1887.) Au somnambulisme provoqué se lient des questions d'une importance très grande pour le médecin légiste ; car les suggestions pratiquées alors par des personnes moins compétentes peuvent donner l'occasion à des conséquences quelquefois assez regrettables quant à la santé du sujet endormi. La gravité des résultats sera plus grande encore si un but peu acceptable domine l'esprit de celui qui suggestionne ; dans ces cas, il pourra y avoir des actions plus ou moins criminelles — comme les attentats à la pudeur — devant tomber sous les lois. Il faudra donc s'en prémunir. Dernièrement, des mesures spéciales des préfectures de police ont, avec toute raison, prohibé en plusieurs villes les pratiques des suggestions somnambuliques, par les personnes étrangères à la médecine.

la première localisation s'établit dans l'éminence thénar droite qui est douloureuse et déjà un peu gonflée.

Vers dix ou onze heures du soir du 26, l'articulation péronéo-tibiale gauche supérieure est touchée et son voisinage est empâté. Deux jours après, l'épaule gauche est prise ; le 29, les manifestations articulaires se généralisent.

On constate, à ce moment, que l'insensibilité habituelle de la peau à ses différents excitants n'est pas totale, comme elle l'était il y a sept jours, avant l'apparition des phénomènes arthritiques ; en effet, la pression exercée sur les tissus qui entourent les articulations affectées, de même que les mouvements communiqués à ces mêmes articulations provoquent, dans ces parties, des douleurs vives, la malade disant que *ça lui fait mal* et évitant leur exploration.

Malgré le retour de la sensibilité dans la peau et les tissus des articulations envahies, modifications de certaines manifestations hystériques, elle ne reconnaît pas les différentes positions où l'on place ses membres ou leurs segments.

Le 31 du même mois, elle dit que sa jointure sterno-claviculaire droite est douloureuse depuis hier; les jointures arthritisées antérieurement le sont davantage, surtout l'épaule et le poignet gauches qui sont un peu gonflés. Les genoux ne sont pas gonflés. Fièvre pas très élevée, abattement ; bruits cardiaques un peu assourdis, pas de souffles ni de frottements. Dysphagie modérée ; petite plaque blanche entre les amygdales.

M. Charcot hypnotise la malade en faisant remarquer que la durée de l'opération est à peu près la même qu'auparavant et expérimente sur les trois périodes de l'hypnose, afin d'en observer les modifications possibles. Les résultats diffèrent suivant que l'examen a lieu dans la moitié droite ou dans la moitié gauche du corps.

A droite, les périodes de l'hypnotisme ont conservé leurs phénomènes caractéristiques.

A gauche, la contraction des muscles faciaux par la pression du nerf facial est faible ; le sterno-mastoïdien pressé tourne la face du côté droit et se contracture ; les muscles des extrémités thoracique et pelvienne n'entrent pas en contracture par la pression exercée sur leurs fibres. Les attitudes cataleptiques données aux membres, ils ne les conservent pas.

Le frôlement ne produit pas les contractures somnambuliques ; presque pas de suggestion. Sensibilité cutanée comme au 29, même pendant l'hypnotisme.

Sueurs profuses à odeur caractéristique. Pas de phénomènes thoraciques importants.

e 2 janvier 1885, des modifications, qu'il importe de signaler, surviennent pendant que la malade est hypnotisée ; mais, avant de le faire, disons que les douleurs sont intenses au poignet (très gonflé). au genou et au pied gauches ; que la température donne 4 ou 5 dixièmes de plus et que les phénomènes généraux sont proportionnels à la fièvre. La malade est d'abord couchée : 1° *léthargie :* la face se contracte un peu moins qu'à l'état ordinaire, le sterno-mastoïdien, pressé, ne répond pas, mais se contracture par le frottement de son faisceau sternal ou claviculaire ; les membres supérieur et inférieur ne se contracturent pas bien. La pression du médian, du radial donne la contracture et la griffe correspondantes ; pour le cubital, il faut insister davantage, car, par une pression égale a celle exercée sur les deux autres nerfs, on n'obtient que des secousses dans les muscles devant se contracturer ; autrement, l'effet est ici plus tardif. Celà se passait à droite. A gauche, phénomènes léthargiques négatifs, sauf pour le sterno-mastoïdien qui, frotté, tend à se raccourcir, mais étant quitté par les doigts, se relâche de suite ; il est dans la limite de sa contractilité ; 2° *catalepsie :* les membres droits se mettent dans l'attitude particulière à cette période ; moins nettement qu'à l'état ordinaire, les membres gauches l'ont perdue et, abandonnés à eux-mêmes, d'une certaine hauteur du lit, ils retombent comme s'ils étaient paralysés ; approchés des lèvres, les doigts de la main gauche n'éveillent pas le sourire ; 3° *somnambulisme :* contractures particulières à cette période. A droite, pas d'injonctions ; absence des manifestations somatiques à gauche.

Si la malade est debout, contracture léthargique un peu tardive du sterno-mastoïdien droit ; contracture somnambulique presque nulle dans les membres droits, nulle dans les membres gauches et au sterno-mastoïdien droit ; le membre inférieur droit prend seul l'immobilité cataleptique. Tant que dure l'hypnotisme, les attouchements du poignet gauche ne causent pas de plaintes.

La recherche des caractères des périodes de l'hypnose, dans le but d'en voir les changements, ne doit pas être poussée au delà d'un certain temps, car, par contre, le sujet ne répondra plus au bout de six à neuf minutes, aux divers procédés employés pour faire apparaître ces signes-là ; il y aurait alors une sorte d'épuisement des symptômes, tandis qu'à l'état qu'on peut appeler normal, en vertu de sa constatation devenue presque ordinaire, la détermination des signes caractérisant les phases n'amène pas le même résultat ; alors la répétition d'expériences plus ou moins semblables entre elles provoque, au bout de compte, presque toujours, les manifestations convulsives de l'hystéro-épilepsie.

Le 3, il semble que les altérations articulaires s'accentuent aux jointures des membres, surtout sur le côté gauche du corps.

Léthargie ; contractures des muscles de la face et du sterno-mastoïdien normale à gauche, un peu au-dessus du normal à droite ; contracture des membres thoraciques et pelviens, faible à droite, nulle à gauche. *Catalepsie :* immobilité cataleptique des membres à droite, pas à gauche ; absence des suggestions cataleptiques nettes. *Somnambulisme:* contracture rudimentaire à droite, nulle à gauche ; suggestions somnambuliques pénibles et difficiles ; à cette période, comme à la première, elle se plaint quand on remue ses membres.

Le 4. Les phénomènes propres à chacune des périodes ne se manifestent aujourd'hui que dans le membre inférieur droit, dans les trois autres on en constate l'absence.

Le 5. Diminution du gonflement du poignet gauche et amélioration des jointures du côté droit. La contracture léthargique est facile à être obtenue aux membres thoraciques, un peu moins franche au membre inférieur droit, absente à son congénère gauche. Manifestations cataleptiques aux membres droits ; le membre supérieur gauche n'en présente presque pas, et tombe en oscillant lorsqu'il est laissé à une certaine distance du lit ; suggestions possibles à l'aide du bras droit, impossibles à l'aide du gauche. Contracture somnambulique absente au membre inférieur gauche.

Le 8. L'articulation du poignet gauche et de l'épaule droite moins gonflées et moins douloureuses ; phénomènes arthritiques très amoindris au membre pelvien droit. Phénomènes léthargiques aux muscles de la face, aux sterno-mastoïdiens, au membre pelvien droit ; leur absence dans les trois autres membres.

Stabilité musculaire cataleptique normale dans les muscles de la tête et du cou, dans ceux des membres droits ; elle est normale ; suggestions à l'aide de la main droite (sourire, un peu de colère) ; absence de stabilité aux membres gauches. Manifestations somnambuliques motrices à droite, pas à gauche, nous entendons les membres.

Le 11. Accentuation et concentration des altérations aux membres gauches surtout au genou ; différences assez notables dans les phénomènes neuro-musculaires ; absence de contracture léthargique au membre inférieur gauche seul ; stabilité musculaire à droite, manquante à gauche, possibilité de suggestions comme le sourire, etc ; manifestations somnambuliques, comme le 8.

Le 12. Diminution du gonflement du genou gauche, dont les mouvements causent moins de douleur ; contracture léthargique et somnambulique aux quatre membres, prédominant pourtant dans ceux du côté gauche ; stabilité musculaire beaucoup plus affirmée à droite qu'à gauche. On voit là des oscillations fonctionnelles rapides et intéressantes méritant d'être notées, ce qui justifie des détails qui pourraient, autrement, paraître excessifs.

Le 16. Le genou et surtout le poignet gauches étaient, hier matin, plus gonflées qu'antérieurement : aussi les contractures et la stabilité se montraient-elles très diminuées ; le poignet n'en offrait presque pas. Aujourd'hui, où l'état lésionnel de jointures gauches est manifestement amendé, on peut produire sur les membres correspondants les propriétes neuro-musculaires, moins durables encore que sur les membres de l'autre côté. (Le plus ou moins d'accentuation des altérations articulaires retentit sur les muscles et les nerfs des membres d'une façon presque toujours proportionnelle.) Contracture léthargique et somnambulique difficiles et légères au membre supérieur gauche, assez marquées aux trois autres de même que dans les sterno-mastoïdiens et les faciaux. Stabilité musculaire réduite muscles aux trois doigts médians du membre supérieur gauche ; elle est présente partout ailleurs. Suggestion cataleptique possible à droite ; suggestions somnambuliques mal caractérisées.

Le 20. Pendant ces jours derniers, les altérations articulaires s'étant amoindries, au point que la malade peut déplacer ses articles envahis et a dormi de meilleur sommeil, les manifestations neuro-musculaires ont graduellement augmenté en s'approchant du normal. Appétit meilleur et plus d'animation au visage. Les suggestions somnambuliques s'exécutent facilement, mais elles manquent de leur vivacité ordinaire.

Le 23, les désordres inflammatoires décroissent dans le poignet pour s'exaspérer d'une manière équivalente, si on peut le dire, dans le genou gauche : l'articulation fémoro-tibiale est devenue plus tuméfiée, plus sensible aux explorations et aux mouvements qu'on lui communique lorsqu'on cherche les manifestations hypnotiques, qui sont absentes dans le membre correspondant, mais qui dans les autres membres, ne s'éloignent pas beaucoup de ce qu'elles doivent être ordinairement ; ces manifestations s'obtiennent aussi bien dans les muscles sterno-mastoïdiens ; les faciaux ne se contractent que pendant la léthargie. La tête est cataleptisable. Insensibilité cutanée presque complète. Commencement d'épanchement dans l'articulation la plus affectée ; ce liquide séreux va augmenter tous les jours, arrive à sa quantité maximum vers le 8 ou 10 février, y reste pendant presqu'un mois et n'est sensiblement diminué qu'aux premiers jours d'avril.

Pendant sa maladie Mlle Witt... a été soumise au salicylate de sodium, à l'iodure de potassium en potion, aux badigeonnages avec la teinture d'iode et à l'application autour du genou lésé de trois vésicatoires qui ont produit très peu d'effet, grâce probablement à un certain degré d'anesthésie cutanée, car un vésicatoire appliqué sur la même partie d'un membre sensible d'une hystérique hémianesthésique détermina ses effets naturels.

5 février. La malade est plus longue à être hypnotisée, mais les manifestations musculaires et nerveuses s'accentuent (les manifestations nerveuses sont les griffes des muscles résultantes de la pression des trois nerfs : médian, cubital et radial).

Le 16 de ce mois, légère amélioration du genou gauche. En cherchant les contractures du membre inférieur de ce côté, de petits mouvements répondent à l'excitation des extenseurs des orteils. A adducteur du pouce aplati, et certains muscles du membre pelvien gauche sont notablement atrophiés.

Le dernier jour de février, on trouve un peu d'œdème à la jambe gauche qui est engourdie ; ceci disparaît au bout de trois jours pour revenir une trentaine de jours après en même temps qu'une tuméfaction médiocre des paupières ; on examine ses urines qui ne contiennent ni albumine, ni sucre. Depuis quelque temps, franklinisation modérée.

16 avril (trois mois et demi environ après le début). L'arthrite du genou et aussi du poignet gauche est très améliorée et la malade rentrera bientôt dans sa vie ordinaire. Deux jours après elle accuse, sur la terminaison du tendon patellaire et les parties avoisinantes une certaine douleur augmentée par la pression et disparue aux derniers jours de ce mois, époque où l'amendement des arthrites et même de l'état général est considérable.

Le 23. Contracture généralisée se disssipant le lendemain. Au commencement de mai la malade est prise de deux de ses grandes attaques, la première desquelles est suivie de contracture généralisée, qu'on fait cesser par les inspirations d'éther. Cette contracture consécutive aux attaques est un fait presque habituel.

Aux derniers jours de mai, la malade est dans sa vie normale ; à cette époque on ne constate aucune perturbation dénonçant une lésion quelconque du cœur ; les bruits en ont été dans certains jours assourdis, légèrement soufflants ; le pouls a été parfois traînant, mais pas de lésions permanentes dans le domaine de l'appareil circulatoire. Aux mois suivants la malade ne laisse pas de faire savoir de temps à autre que son membre pelvien gauche est moins fort que le droit (elle boite quelquefois quand elle marche vite) et que, à certains jours son poignet gauche la *gêne;* celà va cependant s'effacer petit à petit et elle y songe de moins en moins.

Réflexions. — A côté d'autres faits, nous avons vu que, si chez notre malade, les jointures affectées par le rhumatisme étaient douloureuses, l'anesthésie cutanée et sensorielle, de même que l'absence de la notion de position du membre inférieur gauche, n'étaient pas modifiées. Par contre, les caractères des trois états de l'hypnose ont été très notablement influencés par le rhumatisme articulaire et, à ce propos, on peut dire que *plus les altérations arthritiques articulaires étaient marquées plus l'effacement des caractères hypnotiques était évident :* on pourrait conclure l'état de ceux-ci du degré des lésions articulaires. Une circonstance à signaler, c'est l'absence de délire ou d'autre accident cérébral observés chez des rhumatisants non hystériques ; cela quoique la température ait été de 40° pendant deux jours.

Les désordres lents et chroniques observés dès le mois d'avril résultent de ce que « à la suite d'une arthrite chronique d'origine rhumatismale, il s'est produit un certain degré d'atrophie du triceps crural (amyotrophie d'origine articulaire) », a dit M. le professeur Charcot en analysant la maladie de Porka (1), cas riche d'enseignement; nous pourrons appliquer ces mots à notre malade chez laquelle nous avons assisté à une association intéressante de deux sous-diathèses, dont l'une tient à la *branche névrophatique* et l'autre tient à l'arthritisme. Encore à sa leçon du 14 décembre 1885, M. Charcot attirait-il l'attention de son auditoire sur la combinaison de l'hystérie avec le rhumatisme articulaire presque toujours aigu, dans ces cas-là, en remarquant qu'elle est plus fréquente chez les hystériques mâles; que le rhumatisme peut précéder l'éclosion des attaques hystériques en jouant, alors, le rôle de cause provocatrice, qu'il peut succéder à cette éclosion-là, c'est le cas de notre malade; qu'enfin, si le rhumatisme modifie souvent les manifestations de l'hystérie, on voit aussi quelques cas où ces manifesta-

(1) J.-M. Charcot. Sur deux cas de monoplégie brach., hyst., etc. *Prog. médical* du 22 août 1885.

tions, principalement les convulsives, restent à peu près ce qu'elles étaient avant l'apparition de rhumatisme ; alors les deux maladies « peuvent marcher de pair sans s'influencer l'une l'autre » (LEUDET).

IV

Cas d'hystérie dans lequel les attaques sont marquées par une manifestation rare : Éternuements. Bâillements hystériques.

Tout le monde connaît les phénomènes désignés en physiologie normale du nom d'actes respiratoires spéciaux; les uns se passent pendant l'inspiration, ce sont : le hoquet, le bâillement, le soupir et le sanglot; les autres pendant l'expiration, ce sont : le rire, la toux, l'éternuement, divers bruits laryngés et, chez certains animaux, l'aboiement et le mugissement. Ces phénomènes qui, tout en appartenant à deux séries distinctes, possèdent une certaine relation réciproque, ne sont autre chose que des modifications légères et essentiellement transitoires des mouvements de la respiration; ils sont des actes normaux.

Toutefois, dans certaines conditions, ils peuvent, par leur répétition plus ou moins grande ou par leur intensité, se rapprocher de plus en plus, suivant le cas, de l'état pathologique et, par là, attirer l'attention du clinicien. On les observera, alors, principalement dans le cours d'une des maladies de la grande famille neuro-pathologique. Parmi celles-ci, c'est surtout à l'hystérie qu'il faut les rattacher (1).

Les phénomènes morbides en question pouvant se montrer sous l'influence de traumatismes plus ou moins légers ou de certaines impressions morales apparaissent, dans quelques cas,

(1) Charcot. *Policlinique du mardi*, 23 octobre 1888, p. 4-13. Paris. Ces faits montrent encore une fois que, entre les phénomènes normaux et les phénomènes anormaux de l'organisme, on ne saurait établir une limite tranchée ; ils ne sont que le prolongement les uns des autres, leurs lois sont les mêmes.

isolément constituant ce que les auteurs anglais, à la suite de Brodie (1), ont l'habitude d'appeler *local hysteria* — hystérie locale; ce que M. le professeur Charcot, qui a mis ces faits bien en évidence, nomme, ordinairement, hystérie *mono* ou *deuto-symptomatique*. Dans ces cas, « il paraît y avoir, souvent, une sorte d'antagonisme entre les phénomènes d'hystérie locale, comme on les appelle quelquefois, et les phénomènes hystériques vulgaires, tels que : hémianesthésie, ovarie, attaques convulsives, etc. » (CHARCOT, *leçon citée*).

Le plus souvent, ces symptômes respiratoires ne se manifestent pas d'une façon isolée, mais ils accompagnent les autres symptômes de l'hystérie et ont apparu soit en même temps, soit avant eux ; cette dernière éventualité est le cas le plus fréquent. Les symptômes vulgaires, que nous savons reconnaître, servent à lever les difficultés et rendent le diagnostic plus aisé.

L'observation qu'on va lire a trait à une jeune fille ayant présenté des *éternuements* assez tenaces au milieu des stigmates habituels de la névrose.

OBS. — Mlle Greuz..., âgée de seize ans, entra dans la salle Duchenne (de Boulogne), service de M. le professeur Charcot, le 10 août 1884.

Antécédents héréditaires. — Son père bien portant, marié ; sa mère bien portante aussi, impatiente et irritable. Sa sœur aînée riait et pleurait en disproportion et parfois en contradiction avec le motif actuel ; disposition amoindrie par son mariage. Frère irritable. Grand-père maternel aliéné.

Antécédents pathologiques de la malade. — Parmi les accidents de la première dentition, elle eut des convulsions longues, coïncidant avec des troubles dyspeptiques notables. A l'âge de cinq ans, la malade, chez qui la marche se fit tardivement et avec difficultés, fut apportée à l'hôpital Sainte-Eugénie, où elle demeura un an environ, à cause d'abcès superficiels collectionnés en diverses parties de son corps, et dont elle porte encore aujourd'hui des cicatrices évidentes aux régions sus-claviculaire, mammaire et axillaire droites. Vers cette

(1) B. BRODIE, *Lectures illustratives of certain local nerveux affections* London, 1837.

époque, la malade présente de plus du gonflement aux épiphyses des os longs qui ne se déformèrent pas beaucoup.

A l'âge de sept ans elle recommença à marcher sans appui, les troubles disparaissant d'une façon progressive, quoique lente et incomplète.

Réglée à 12 ans, elle ne l'a jamais été périodiquement; ses évacuations sanguines se sont toujours montrées sans régularité. Au mois de janvier 1884, entre 10 et 11 heures du matin, la malade fut prise, au milieu de son travail et sans cause appréciable, d'un accès de toux et éternuement qui se prolongea pendant trois heures, après lesquelles elle se livra à sa vie habituelle. Huit jours plus tard, un nouvel accès survient, identique au premier, mais moins long, et s'accompagnant, comme le premier, de quelques phénomènes convulsifs.

Ces accès continuèrent de paraître, séparés par des intervalles plus ou moins grands jusqu'au 25 juin, époque où elle fut reçue à l'hôpital des Tournelles, d'où elle sortit au commencement d'août pour venir à la « Salpêtrière ».

Elle raconte n'avoir perdu connaissance que dans les crises fortes — ce que nous avons constaté dans la salle Duchenne où elles se manifestaient d'une manière écourtée et atténuée depuis son entrée, lorsque, le 21 octobre, elles redeviennent plus intenses, circonstance qui nous met à même de mieux les observer.

État actuel (20 octobre). — La malade, ayant un embonpoint assez notable et de taille un peu au-dessous de la moyenne, a été, dès son jeune âge, facilement émotive ; elle a une certaine timidité dans ses actions et est, en général, assez gaie. L'exploration de la sensibilité cutanée donne une hémi-anesthésie, une hémi-paresthésie et une hémi-thermo-anesthésie gauches; nous devons dire, néanmoins, qu'à deux reprises l'algesthésie n'était modifiée qu'au poignet et main gauches.

Si, fermant ses yeux, on place les membres gauches de la malade, étendus ou fléchis, dans l'adduction et qu'on lui demande où ils se trouvent, on constate qu'elle a perdu la notion de leur position ; en outre, en lui disant de toucher un des doigts de la main droite à l'aide de sa main gauche, on voit qu'elle s'y trompe. L'examen des membres droits donne des résultats opposés.

Sensibilité spéciale. — La malade ne distingue pas le violet et n'est pas sûre du vert, c'est-à-dire qu'elle a un rétrécissement du champ visuel à gauche ; elle entend moins la montre à gauche ; anosmie, ageusie à gauche.

Réflexes tendineux. — Rotuliens un peu exagérés ; au poignet gauche presque nuls et au poignet droit peut-être exaltés. Pression dynanométrique = 39 pour la main droite, = 16 pour la gauche.

Le 21. A la visite du matin, on nous avertit que la malade se reconnaît en imminence d'une de ses crises en disant « qu'elle sent son ventre tournoyer et qu'on va lui arracher le gosier », pour citer ses propres mots ; on y voit une aura quasi-complète et, dans ces conditions, nous avons l'occasion d'assister aux phénomènes qui vont se dévoiler. En effet, Mlle Greuz... s'écarte alors de ses compagnes, suspend son occupation et s'assied près de son lit. Deux ou trois minutes après, elle est prise d'une toux involontaire, faisant bientôt place à des éternuements, puis la toux revient au bout de quatre, six ou huit minutes pour ainsi alterner jusqu'à la cessation complète de ces accès, durant un temps qui a varié entre dix et soixante minutes et se montrant dans le jour, d'une manière indéterminable, du moins jusqu'ici. Presque immédiatement après le commencement de ces symptômes, ses extrémités sont le siège de convulsions, surtout les membres droits et les membres pelviens plus encore que les membres thoraciques. Ces convulsions sont toniques et cloniques. Ces dernières l'emportent de beaucoup sur les toniques ; il n'y a jamais de relâchement musculaire complet, mais on entend un peu de stertor à la respiration.

Dans les convulsions cloniques qui se répètent nombre de fois, on observe soit l'arc de cercle, typiquement réalisé, soit des grands mouvements désordonnés dans lesquels les membres sont éloignés de son corps, en jetant au loin les objets qu'ils rencontrent dans leur passage ou appliqués sur la bouche et sur le nez (s'il s'agit d'un drap quelconque dont elle a commencé à se servir, il y a un moment), comme dans l'acte d'une personne qui va *éternuer*. De temps en temps les membres thoraciques sont agités de mouvements rapides et rythmiques qui ont une courte durée et frappent la poitrine à coups répétés exigent l'intervention d'une main étrangère qui en empêche la continuation. Elle s'arrache le cou et les cheveux, se heurte indifféremment toutes les parties du corps contre les barreaux du lit, déchire parfois le col de sa chemise ; en un mot, elle *cherche* à se débarrasser de toutes les causes possibles de dyspnée et d'étouffement.

Dans l'attitude de l'arc de cercle, il arrive qu'en un moment plus ou moins proche de la fin de cette attitude, la malade a des rires et des pleurs presque simultanés, convulsifs.

Si on la pince ou si on lui comprime un des points hystérogènes, principalement l'ovarien gauche ou celui répondant au côté externe du sein droit, elle retire sur-le-champ cette partie du corps ou exécute un mouvement de défense, cela à un moment quelconque de l'attaque pendant laquelle ses paupières, agitées de vives palpitations, sont closes et ne s'entr'ouvrent que quand il se fait une pause, d'ailleurs passagère, entre la toux et les éternuements.

En écartant ses paupières, on voit les globes oculaires tournés en haut et agités, eux aussi, de secousses, les pupilles plutôt dilatées que rétrécies, mais sensibles à l'influence de la flamme d'une bougie. Les bruits cardiaques sont, en général, frappés forts, éclatants et correspondant à des pulsations radiales (entre 90 et 120 par minute), irrégulières parfois presque imperceptibles.

La malade ne pousse aucun cri, ni ne présente aucune autre convulsion partielle. A la fin de tous ces phénomènes-là, la malade transpire sur le tronc, mais principalement sur le cou et sur le visage où la sueur ruisselle.

Il est curieux de noter qu'il n'y a pas de crachats et que l'écoulement nasal est très réduit, ce qui est en désaccord avec les éternuements et la toux, mais ce n'est pas sans valeur pour leur explication.

La malade déclare, lorsque les attaques sont finies, ne conserver aucun souvenir de ce qui s'est passé.

La crise que nous avons décrite plus haut ne débute pas toutes les fois par la toux ; par exception, c'est l'éternuement qui ouvre la scène, et il nous semble avoir remarqué qu'alors la crise sera peu intense. Effectivement, dans cette éventualité, la malade ne se couche pas, reste sur une chaise et, après avoir eu une aura très légère, est atteinte d'accès d'éternuements et de toux de courte durée et présente très peu de mouvements aux membres ; les attaques de cette catégorie ne dépassent guère dix ou quinze minutes et ne s'accompagnent pas de pertes de connaissance. Ses fonctions végétatives s'accomplissent bien ; l'appétit est conservé même à la suite des attaques.

Réflexions. — Dans le cas que nous venons de rapporter, diverses particularités sont importantes à être relevées, surtout quant à l'aspect qu'ont revêtu les attaques.

Mlle Greuz..., nous l'avons vu, a une tare héréditaire (1),

(1) La mère de Mlle Greuz... n'a eu aucune maladie du système nerveux : ceci est un fait explicable par une des lois de l'hérédité conservatrice (Darwin, Haeckel, Schmidt, H. Jackson, Buechner, Soury), la loi de l'hérédité intermittente ou alternante, plus précisément, l'*atavisme ou hérédité en retour*. D'après les auteurs cités, l'hérédité qui dépend essentiellement de la fonction de la reproduction, peut-être divisée en *hérédité conservatrice* comprenant cinq lois, et en *hérédité progressive* comprenant deux lois.

Outre l'hérédité et ses lois, mais à leurs côtés, on doit placer l'adaptation avec ses modifications bonnes ou mauvaises.

(grand-père maternel aliéné) ; de plus, jusqu'à l'âge de 7 ans, elle a été nettement rachitique et scrofuleuse et ce n'est qu'alors que son état s'améliore de plus en plus.

Dans la suite, une fois la menstruation établie, nous en voyons des troubles constants et marqués venir s'ajouter et rendre plus imminente l'explosion des manifestations hystériques actuelles, que la chlorose et les émotions morales ont définitivement déterminées.

Ses attaques n'ont pas ordinairement de phénomènes prémonitoires nets ; tout au plus devient-elle plus impatiente, bâille et, une fois, a montré une envie de mordre une voisine.

Toute impression désagréable produite par un choc, par le cri d'une voisine épileptique, même par une contrariété, suffit parfois pour faire paraître l'aura à point de départ ovarien et à laquellle il n'a manqué jusqu'à présent que les battements aux tempes pour constituer le type décrit par M. Charcot. Cette aura est presque aussitôt suivie des accès de toux et d'éternuements, qui tout d'abord ont constitué les premier phénomènes de la maladie et qui aujourd'hui encore marquent le début des attaques, puisqu'il y a à la suite des convulsions indubitables.

Quelles relations pouvons-nous établir entre ces phénomènes en apparence sans règle et l'attaque complète décrite par M. Charcot ?

Nous pensons que les phénomènes précédents peuvent être compris comme il suit : les convulsions cloniques décrites ne sont pas suivies de la résolution complète des muscles, nécessaire pour indiquer la venue de la seconde période et, s'il y a le stertor, il n'est jamais intense et il est entendu presque pendant toute la durée de l'attaque. La malade n'a jamais prononcé de phrases, ni n'a exécuté une mimique quelconque, dénonçant le tableau de la troisième période avec ses deux phases gaie et triste. Pour la dernière période, tout en riant et pleurant, elle nous dit qu'elle ne voit ni animaux ni rien d'effrayant.

Donc, premièrement, la seconde période domine les autres en produisant une des variétés de l'hystérie ; secondement, le désordre et la confusion dans les attaques de notre sujet ne sont que superficiels et celles-ci n'échappent, en réalité, pas aux descriptions de MM. Charcot, Bourneville, Regnard et Richer.

La malade ayant été soumise dans deux de ses attaques aux inhalations d'éther, dont les effets sont apparus au bout de 4, 6, 8 minutes, fait des allusions à sa profession, aux heures de son travail, en disant entre autres choses : « Regardez, Mme X... m'a confié cette pièce parce que je suis habile, je m'y entends plus que vous » ; on voit qu'elle s'adresse à ses compagnes.

A diverses reprises, nous avons compté les éternuements de la malade et nous avons eu, pendant le même nombre de minutes, une quantité d'éternuements variables ; ainsi tantôt nous comptions 32, 37, 40 éternuements dans une minute ; tantôt 100, 95 dans trois minutes ; tantôt 161, 149 dans cinq minutes.

Dans l'espace de vingt-deux jours (21 octobre au 12 novembre) la malade a fait 16,195 éternuements qui donnent par jour en moyenne, à peu près 736. A partir du 14 novembre, l'intervalle qui séparait chacune des crises d'éternuements et de toux devient plus grand en ce sens qu'elles ne se manifestaient plus journellement, comme il arrivait; en effet, entre cette date et le premier avril 1885, les crises dont il est question, ne se sont montrées que vingt-cinq fois et on nota le chiffre de 29,355 donnant la moyenne, à chaque fois, d'environ 1,174. Du 21 octobre au premier avril, la malade éternua 45,550 fois! Nous attirons l'attention sur cette particularité intéressante d'autant plus que les éternuements de cette nature ont été rarement mentionnés par les auteurs que nous avons lus. Nous n'avons rencontré que trois cas dans lesquels il soit question d'éternuements qui n'étaient pas cependant aussi nombreux, ni aussi fréquents : deux cas appartiennent à Brodie (*Progrès médical*, 10 juillet 1880) ; le troisième à M. Hérard qui le publia dans l'*Union médicale*, en 1860.

En terminant, nous nous demandons s'il n'y aurait pas lieu de considérer les accès de toux et d'éternuements comme devant être mis sur le compte de l'atténuation et de l'effacement même, que nous avons noté pour les périodes et de ne voir là qu'une sorte de compensation, de substitution dans les symptômes hystériques, vu que les éternuements ne sont autre chose que le résultat de véritables petites convulsions réflexes des muscles expirateurs. M. le Dr Richer a rattaché (*Étude sur la grande hystérie*, 2e édition, 1885, Paris) ces symptômes rares à la deuxième période de l'attaque de l'hystérie major, plus spécialement aux phénomènes de salutation, qu'on y observe assez souvent.

La névrose de notre malade présenta, en janvier 1885, une modification importante dans les allures cliniques qu'elle avait revêtues jusque-là, car alors une particularité nouvelle est venue s'ajouter aux phénomènes déjà décrits. Cette modification la voici : presque toujours à la fin de ses convulsions, la malade, les membres supérieurs et inférieurs plus ou moins fléchis, lève doucement son tronc, qu'elle tourne en même temps progressivement de droite à gauche, et met petit à petit dans l'adduction et au-dessous de l'horizontale son membre supérieur droit, dont le pouce et l'index s'appliquent l'un sur l'autre par leurs pulpes correspondantes ; ensuite son visage devient souriant, les voiles palpébraux sont presque fermés et s'agitent moins fortement qu'il y a quatre minutes ; elle reste dans cette attitude deux ou trois minutes, après quoi elle est prise soit des éternuements, soit des convulsions cloniques, soit des deux choses à la fois, ce qui est le plus commun. On voit ici la phase gaie de la troisième période, phase des poses plastiques, car il y a là quelque chose de passionnel.

Pourra-t-on expliquer cette modification ? On sait que depuis longtemps MM. Charcot, Bourneville, Richer, Babinski ont appelé l'attention sur l'influence que les crises nerveuses d'une hystérique peuvent exercer sur les crises d'une autre hystérique en produisant des changements dans le tableau offert, jusqu'à un certain moment, par la seconde malade plus impressionnable, plus docile au point de vue des suggestions inconscientes. Dans le cas particulier, il est arrivé qu'une jeune hystérique, Mlle Noémie F..., 14 ans, sujette à des manifestations convulsives plus intenses et présentant la période des attitudes passionnelles, est entrée dans le service, où elle couchait dans la même salle que Mlle Greuz..., dans un lit voisin ; de plus, la première, qui quitta la clinique à peu près guérie, était très peu suggestible, tandis que la deuxième l'était assez bien et offrait alors un exemple de ce que M. Charcot appelle le *moyen hypnotisme* (1). L'influence qui vient d'être rapidement exposée nous semble avoir une démonstration dans ceci : Quelques jours après le départ de N. F., les symptômes hystériques de Greuz... qui, nous l'avons vu, s'étaient modifiés, sont revenus presque au même état où ils se trouvaient avant l'admission de celle-là, c'est-à-dire que la troisième période, résultat de la modification, était ainsi disparue.

(1) M. le professeur CHARCOT a l'habitude de faire remarquer que les sujets hypnotisables, qu'on peut avoir l'occasion d'étudier au point de vue de l'hypnose, n'offrent pas tous l'ensemble des symptômes appartenant au tableau de la névrose hypnotique *type ;* il existe des cas, ils sont assez nombreux, dans lesquels les phénomènes sensitifs, moteurs et mentaux, qui servent à en caractériser les phases, sont plus ou moins effacés ou confondus. On peut les dégager les uns des autres, les démêler en quelque sorte et les rendre de plus en plus rapprochés des cas *parfaits* ou *types :* pour cela il *faut* que les sujets soient *déjà hypnotisables*, car on *ne saurait* créer, autrement, une hypnotique. En manière de classement, l'école de la Salpêtrière dispose les sujets dont nous parlons en trois groupes : *grand hypnotisme, moyen hypnotisme* et *petit hypnotisme,* lequel est celui qui se prête le plus aux confusions et aux malentendus qu'on a pu voir, dans ces dernières années, relativement aux objections et aux théories mises en avant par quelques auteurs.

V

Réflexions à propos de certaines maladies nerveuses observées à Bahia (Brésil). Faits d'astasie et d'abasie (Blocq), c'est-à-dire de l'affection dénommée : Incoordination motrice pour la station et la marche (Charcot et Richer). Prétendue épidémie de chorée de Sydenham.

Les altérations sans nombre atteignant le système nerveux, sont, au fond, les mêmes dans tous les pays, dit fréquemment M. le professeur Charcot, sans cesse consulté par des malades de presque toutes les nationalités. Les différences notées dans leurs manifestations et leurs formes cliniques sont des phénomènes accessoires, et, après une étude comparative de ces différences, si nombreuses qu'elles soient, il nous semble qu'elles ne tiennent qu'au degré plus ou moins avancé du milieu scientifique des divers pays, notamment en ce qui touche les progrès dans la description des espèces morbides.

Les occasions ne nous manquent pas de voir des malades qu'accompagnent les diagnostics les plus variés, et, pour n'en citer qu'un petit nombre, on a souvent sous les yeux comme diagnostic une de ces affections : hyperhémie ou apoplexie séreuse de telle ou telle région du cerveau, exostoses crâniennes ou méningites syphilitiques, tumeurs cérébrales, attaques épileptiques, danse de Saint-Guy, vertige stomacal, phlegmasies de la moelle, etc., alors que, en réalité, on a affaire soit à une des nombreuses variétés de la maladie hystérique, soit à la maladie de Parkinson, soit à une sclérose systématique ou diffuse de la moelle épinière.

Mettant à profit les bonnes règles cliniques en usage à la

Salpêtrière, nous avons été à même de voir, en juin et juillet 1887, à Bahia, des cas d'affections nerveuses confirmant ce que nous disions tout à l'heure sur les différences qu'on croit souvent exister, quant à leur existence et quant à leurs variétés. Nous vîmes quelques tabétiques, dont l'un, âgé d'à peu près 24 ans, mulâtre, présentait la rétraction palmaire de Dupuytren ; deux parkinsonniens et un cas de sclérose multilobulaire ; un vertige de Ménière ; un tiqueur, mulâtre, 40 ans, chez lequel les manifestations coprolaliques et les gestes bizarres (incoordination motrice de Gilles de la Tourette) bien que coordonnés prédominaient ; une paraplégique hystérique, en même temps aphone et anorexique (1) ; enfin, quelques cas de soi-disant danse de Saint-Guy dont nous allons rapporter deux faits que nous observâmes et qui constitueraient la période de décroissance d'une épidémie régnant dans la ville *du Salvador* (Bahia) depuis environ 4 ans.

Obs. — *Sœur, convulsions.— Malade : rougeole ; érysipèle ; deux avortements et un accouchement ; rhumatisme articulaire. Grande fatigue. — Tremblement épileptoïde, flexions et extensions des*

(1) Le *tiqueur* exécute, au moment de ses mouvements involontaires, des gesticulations semblables aux manœuvres du masturbateur en les faisant accompagner de m..., p... Aussi quelques médecins l'ont-ils signalé quelquefois à la police. Il s'est dérobé à mes notes, en manquant à un rendez-vous. La *paraplégique* anorexique, 22 ans, est une dame mariée à un de mes anciens collègues de lycée. Nous l'avons examinée à différentes reprises avant de porter un diagnostic ; car les uns disaient hémorrhagie cérébrale ou myélite, les autres parlaient de néoplasmes encéphaliques ou de béribéri. Elle se trouvait dans un état très prononcé d'amaigrissement, alitée depuis de longs mois, n'acceptant comme alimentation journalière qu'une ou deux tasses de bouillon, suivies de quelques injections de morphine, sous la peau. C'est alors que, connaissant les beaux succès que, depuis dix-huit ans, notre maître, M. le professeur Charcot, obtient de l'application des préceptes de sa méthode de l'*Isolement dans le traitement de l'hystérie*, principalement de certaines de ses manifestations où le côté moral prend le dessus et, fort de cela, je conseillai avec une ferme conviction, à son mari et à sa mère, de les mettre en pratique. Enfin mon espoir a échoué devant la résistance de l'entourage de la malade dont le caractère est excessivement irritable. La mère, le mari et probablement quelques médecins *ne pouvaient pas comprendre qu'on pût exiger* la séparation immédiate de leur chère malade. Voyez p. 234 *du III*[e] *volume des Leçons de M. Charcot*. Paris, 1887.

membres inférieurs. — Hallucinations, rêves. — Influence de l'aspect des symptômes moteurs sur le développement de l'affection. — Stigmates de l'hystérie. — Défaut de coordination dans la station et la marche. Durée des accidents : 7 jours.

Isab..., 38 ans, négresse, cuisinière, ne donne pas de renseignements sur ses antécédents héréditaires ; il n'y aurait que sa sœur qui ait eu des convulsions en bas âge.

Variole discrète à 7 ans ; à 10, rougeole. Réglée vers 12 ans. Fièvre typhoïde ? à 26 ans. A 28 ans, érysipèle intense de la mamelle gauche à la suite d'une écorchure insignifiante. Entre 29 à 35 ans, un accouchement prématuré et deux avortements. Quelque temps après, un an, des douleurs lui surviennent aux articulations des mains, des pieds, des genoux et des hanches ; ces jointures sont en même temps rouges et un peu tuméfiées ; enfin, il y a un mouvement fébrile ; cela dure une quinzaine de jours, pendant lesquels la malade peut par moments quitter son lit. Depuis lors, la malade a été dans un état marqué d'appauvrissement du sang.

A la fin de juin 1887, Isab... voit, à côté d'un petit marché, quelques individus rassemblés autour de *quelqu'un* qu'on disait souffrante ; elle s'en approche et a sous ses yeux une mulâtresse qui (*se torce*) présente des contorsions des membres, assez fortes pour avoir pu exciter la curiosité des passants. Elle en a été quelque peu frappée et ne tarde pas à quitter le petit rassemblement, car, m'a-t-elle dit, *ça m'a produit un sentiment de malaise.*

Depuis à peu près trois mois, la malade a fait des courses longues et répétées ; le 25 juillet, elle parcourt une dizaine de kilomètres dans un espace de temps assez restreint. Elle en est passablement fatiguée.

Deux jours après, étant montée dans un tramway, elle ne tarda pas à éprouver, d'une façon subite, à la partie inférieure de l'abdomen, surtout du côté gauche, des douleurs qui la surprennent par leur intensité insolite ; nous disons insolite, parce que la malade qui était à proximité de ses règles, les a habituellement peu douloureuses, et elle *avait cru que c'était son mois qui venait.* Une trentaine de minutes après, la malade s'aperçoit que des fourmillements commencent à se faire sentir au niveau du tiers inférieur des cuisses ; que, au lieu de se borner à ces régions, ils descendent du côté des jambes, gagnent la plante des pieds, montent à leur point de départ pour recommencer très souvent et pendant plusieurs heures ; en sorte qu'il en résultera un courant continuel de frémissements. Au bout de quelques minutes, elle s'imagine ressentir des douleurs dans les membres pelviens ; afin de s'en assurer, elle les comprime à plusieurs reprises, mais ne peut pas arriver à y provoquer aucune sensation douloureuse forte ; pendant cette exploration, il *lui semble toucher à des membres de bois.*

Inquiète de l'apparition inattendue de ces phénomènes, elle s'assied un peu plus loin, lève deux ou trois fois ses talons et remue un peu ses membres pelviens; à ce moment, un phénomène nouveau se montre : ces membres se mettent à *trembler*, et, — détail important, — plus les talons sont levés, les orteils restant sur le sol, plus *le tremblement est marqué*. Une heure environ après le début de ces accidents, la malade descend du tramway et ressent toujours les fourmillements et l'engourdissement des jambes; alors, à son quatrième ou cinquième pas, au moment où elle détache ses talons du sol pour continuer à marcher, tout son corps, les membres thoraciques exceptés, tremble et la malade est dans l'impossibilité de marcher comme une personne normale ou comme elle-même avant d'avoir pris la voiture. Elle arrive au terme de sa course vers sept heures du soir, et, s'étant assise, elle est notablement soulagée de ses douleurs abdominales et de ses fourmillements agaçants ; elle est cependant énervée et un peu agitée. Le tremblement est moins accentué.

Cette nuit, elle ne s'endort pas avec la facilité accoutumée : elle *voit* des figures à grosse tête et grimaçantes, dans une desquelles elle croit avoir pu distinguer les traits d'un *blanc* qui l'a souvent menacée de la battre ; son sommeil est interrompu deux ou trois fois et, en se réveillant, elle a toujours son tremblement, ses fourmillements, de plus, ses yeux *lancent des étincelles*. Le 28 au matin, en se levant du lit, elle note que le tremblement des membres pelviens est beaucoup moins fort que la veille et même la nuit; en compensation, elle est frappée par ce fait que, en voulant s'écarter de son lit, ces membres-là se plient malgré elle, pour se redresser aussitôt sans qu'elle tombe ; pas de douleurs aux jointures. Ensuite, en essayant de faire quelques pas, elle note que les fourmillements deviennent plus marqués dans les jambes et les cuisses, et que, dès que ses genoux ploient sous elle, elle éprouve sur-le-champ, sur la face antérieure des cuisses, un tiraillement (repuchamento) très vif, accompagné et suivi d'un peu de douleur et d'un certain degré d'obnubilation des sens.

État actuel (30 juillet). — Pas de modifications de la sensibilité cutanée, excepté un peu de retard pour les membres pelviens ; réflexes plantaires un peu exagérés. Ovarie des deux côtés, un peu plus marquée à droite qu'à gauche ; les douleurs abdominales persistent, mais elles sont moins intenses qu'au début. Pas de modification du sens musculaire : la malade touche avec l'un des index soit le nez ou l'oreille, soit l'autre bras; toutefois, quand on lui dit de toucher, avec l'index d'une de ses mains, un de ses talons ou un des gros orteils, elle hésite un peu avant d'y arriver.

Ouïe : montre entendue à 0,40 centim., à gauche ; à droite, à 0,15 ou 0,20. Vue : elle confond le jaune avec le bleu et, lorsqu'on lui montre le vert, elle répond : (escuro) brunâtre. Diplopie intermittente ; pas de micropsie, ni de macropsie. Odorat et goût à peu près normaux.

Malade assise : Aucun phénomène anormal n'attire l'attention tant qu'elle n'écarte pas ses talons du sol sur lequel ceux-ci se sont posés ; mais, à peine commence-t-elle à les soulever, que les membres pelviens se mettent à trembler et les pieds produisent un bruit saccadé et presque uniforme, comme dans certains cas d'épilepsie spinale ; ce tremblement est proportionnel au degré de soulèvement des pieds et diminue beaucoup à mesure que ceux-ci s'abaissent pour s'appliquer de nouveau par terre. Les réflexes patellaires, explorés quatre ou cinq fois après le tremblement, étaient exaltés des deux côtés, mais d'une quantité inégale. A la suite d'un de ces petits accès convulsifs, nous avons noté ceci : impossibilité de provoquer à droite une manifestation patellaire aussi exaltée qu'elle l'est en dehors de ce moment, bien que le genou de ce côté offrît une *résistance* notable à l'extension et à la flexion ; dans d'autres occasions analogues, en cherchant à faire éclater une attaque convulsive par la pression sur les régions ovariennes, la malade, qui n'est pas tombée en convulsions, tolère difficilement le contact des doigts (ovaralgie intense).

Pendant cet examen, les membres thoraciques n'ont rien présenté de bien important; de temps en temps, quelques petites secousses isolées et sans rythme.

Au moment de se lever, la malade fait deux ou trois tentatives infructueuses avant l'élan définitif.

Malade debout ou marchant : Elle se sert d'une canne pour faciliter ses mouvements de déplacement ; alors, on la voit esquisser quelques mouvements alternatifs d'abaissement et d'élévation, d'une manière, pour ainsi dire, hésitante ; les membres supérieurs et le tronc n'exécutent par eux-mêmes aucun mouvement. Ensuite, quand elle doit commencer la marche, abasie, elle place la canne devant soi en la tenant de ses deux mains superposées ; puis on entend un frottement suivi de très près d'un autre frottement, et déjà entre les deux la malade vient de s'abaisser et de s'élever à deux reprises ; en effet, pendant qu'elle fait changer de place un des pieds, celui-ci n'est pas soulevé, mais traîne sur le sol — premier frottement, — et en même temps ses membres abdominaux viennent de fléchir et de s'étendre rapidement ; les mêmes phénomènes et les mêmes troubles se passent pendant que l'autre pied est déplacé.

Ces flexions viennent à peine de commencer à s'exécuter, que déjà sont-elles suivies d'une extension (extensions antagonistes); leur apparition est subite et l'espace de temps qui les sépare des extensions correspondantes est quasi-instantané : cet intervalle varie entre le minimum d'une fraction de seconde et le maximum de deux secondes. Faute d'un appareil enregistreur, nous n'en avons pu préciser les limites.

Dans les occasions où les flexions et les extensions sont les plus marquées, la malade fait exécuter aux membres inférieurs et au bassin une sorte de mouvement de circumduction plus ou moins appréciable ; de plus, il lui arrive quelquefois d'écarter ses bras du tronc. Sa marche est malaisée, traînante.

La malade est presque toujours inclinée en avant, courbée, s'appuyant sur sa canne qu'elle tient d'une façon un peu convulsive ; en effet, quand, par un motif quelconque, on veut la lui prendre, on constate un peu de raideur dans ses doigts et ses mains.

Lorsque, après avoir fait un certain nombre de pas, on lui dit de continuer à marcher, elle exprime un degré notable de contrariété, à cause de la fatigue résultant de l'effort qu'elle doit déployer pour opérer le changement de place de ses membres pelviens, et à cause de l'exagération des fourmillements de ces mêmes membres devenant alors douloureux. Le tronc oscille un peu d'avant en arrière et d'arrière en avant. La malade est énervée, a des palpitations, a des mouvements respiratoires accélérés et superficiels ; fatiguée, elle s'assied, tremble des jambes, transpire un peu sur la tête et le cou et tombe dans une espèce d'état lipothymique. Un quart d'heure après, ces oscillations cessent et elle est à peu près tranquille.

Le sommeil est précédé de visions fantastiques, de scènes de dispute ; il est traversé de quelques cauchemars la réveillant en sursaut, mais il n'est interrompu par aucune perturbation motrice notable.

Les mouvements cloniques des membres inférieurs se font principalement dans les articulations fémoro-tibiales, tibio-tarsiennes et aussi dans les ilio-fémorales. Les plantes ne quittent jamais complètement le sol.

La malade étant *couchée*, pas de troubles moteurs spontanés ; quelques légères secousses quand on excite la peau ou les muscles. Jamais de convulsions toniques ou cloniques.

Digestions normales ; dysorexie. Au septième jour de sa maladie, malgré une parésie accusée par elle, la malade reprenait ses fonctions.

Voilà une manifestation hystérique survenue chez une femme de l'espèce nègre, qui, tout en vivant depuis fort longtemps chez des personnes blanches, dont l'instruction est plus ou moins élevée, n'a jamais cultivé son esprit. Les modifications de la sensibilité générale et spéciale, surtout la dyschromatopsie et la diplopie intermittente ; l'affaiblissement de la notion de position des membres ; la *diathèse de contracture* se dénonçant, toutes les fois qu'elle prenait la canne ou qu'elle voulait la laisser, par une certaine raideur des mains et du coude et aussi par la raideur des genoux ; l'ovarie double plus accusée à droite ; la modification des réflexes rotuliens ; l'état lypothymique avec un peu de torpeur que présentait la malade alors qu'elle avait marché 4 à 5 minutes ; les hallucinations, que Maury appela hypnagogiques, qui se produisaient pendant l'assoupissement précédant le sommeil et assez fréquentes dans l'hystérie : ce sont autant de symptômes qui nous donnent le droit d'établir le diagnostic de *manifestation hystérique.*

L'apparition dans les membres pelviens d'oscillations rythmées provoquées par le soulèvement des talons, leur atténuation rapide et graduelle et leur substitution, en 24 heures, par des mouvements de flexions et d'extensions alternatives troublant la station et principalement la marche, et ayant la prédominance sur les autres symptômes ; les mouvements qu'on pourrait nommer contorsifs, des mêmes membres, du bassin et de la partie supérieure du tronc se montrant quelquefois, faisant penser à la seconde période de l'*hystéria major* et s'accompagnant de temps à autre de petites saccades dans les membres thoraciques ; ce sont autant de troubles moteurs qui justifient la désignation d'abasie et d'astasie dont s'est servi mon ami M. P. Blocq (voir articuli fine) pour dénommer l'affection si curieuse décrite en 1883 par MM. Charcot et Richer sous l'épigraphe d'*Impuissance motrice des membres inférieurs par défaut de coordination relative à la station et à la marche. (Medicina Contemporanea,* n° 1, *Gazette de médecine italienne.)*

Hâtons-nous de dire qu'il ne peut s'agir ici de la *chorée rythmique*, car les désordres kinésiques existant pendant la marche ne sont pas *cadencés*, *systématisés*, et, de plus — fait important pour la distinction diagnostique — ils ne surviennent pas par accès, soit à l'occasion de certains mouvements de la vie de la malade, soit surtout au repos et d'une façon spontanée, comme il arrive dans la chorée hystérique. Enfin, les symptômes kinésiques de notre malade ne dépendaient pas des secousses rythmiques des jambes et des pieds observées au repos, puisque celles-ci ne survenaient que lorsque les talons s'écartaient du sol.

Cherchant à découvrir si les flexions et les extensions avaient pour point de départ une contraction, ou, au contraire, un relâchement soudain, des fléchisseurs des jambes ou de leurs extenseurs, nous n'arrivâmes à aucun résultat précis. En définitive, il s'agit, dans notre observation, d'un cas d'incoordination motrice portant sur la station et la marche chez une négresse avec tare héréditaire négative (?) et qui ne connaît pas, à coup sûr, les soucis ni certains besoins d'une civilisation raffinée. Mais si, pour la production de l'affection en question, on ne peut pas incriminer les exigences d'une société civilisée, ni un défaut névrosique hérité, comment a-t-elle pu survenir ? — Il a fallu une prédisposition, et en voici, croyons-nous, les causes. Les excès de travail physique, les veilles et une dépression morale (peur) (1) longtemps soutenue chez un sujet affaibli déjà du fait des pertes métrorrhagiques réitérées, d'un rhumatisme articulaire et de son métier, ont amené une chloro-anémie assez notable et une diminution dans la résistance dynamique du cerveau, suivies d'une dystrophie particulière de l'ensemble du système nerveux. Cela constituerait un état de prédisposition morbide à la malade, qui s'est trouvée, dès lors, à la merci de la première influence morbide déterminante. La

(1) ANGELO MOSSO. *La Paura*. Milano, 1884. Ce livre, traduit par M. FÉLIX HÉMENT, 1886, contient la plupart des effets, en général nuisibles, de la peur.

vue de la choréique, que nous avons notée dans l'observation, doit être mise à l'origine de l'affection d'Isab... Alors une *suggestion* commença à s'effectuer dans l'écorce cérébrale de la malade, lentement, inconsciemment; l'*imitation* plus ou moins modifiée des accidents qu'Isab... a vus, a été la conséquence nécessaire de la suggestion qui l'a empoignée, pour ainsi dire traîtreusement, après être née du spectacle des contorsions et des gestes.

OBS. — *Père hémiplégique ; mère névropathe, religieuse ; tante bizarre ; sœur religieuse. — Malade, impressionnable; rougeole, bronchite; changement de caractère ; influence de manifestations d'incoordination dans l'imitation morbide ; stigmates hystériques ; hallucinations de la vue ; contorsions et mouvements ; changements des symptômes à la suite d'une cérémonie religieuse. — Durée, 25 jours.*

Mlle Aug..., blanche, 12 ans, descend d'un *père* mort hémiplégique, à l'âge de 50 ans environ et d'une *mère* impressionnable et aimant les pratiques religieuses ; une de ses *tantes* avait des évanouissements et était un peu bizarre. Sa *sœur* aime le culte. Dentition un peu difficile avec insomnie prolongée ; un peu de délire ; pas de convulsions. Rougeole à 5 ans. Elle n'aurait pas eu d'autres maladies. Elle n'est pas réglée.

Mlle A... est normalement développée pour son âge, s'est bien portée dans ces derniers temps, quoiqu'elle soit sujette à des laryngo-trachéites assez fréquentes, aux changements de température. Au commencement de juillet 1887, son entourage note qu'elle devient un peu oublieuse, qu'elle s'applique moins à son piano et fait, dans ses exercices d'écriture, des fautes qu'elle n'avait pas l'habitude de commettre. Elle a des rêvasseries, perd un peu l'appétit et devient moins gaie de caractère. Un matin, aux derniers jours de juillet, en se levant de son lit, elle se plaint que ses pieds et sa jambe droite sont quelque peu *lourds*, qu'elle y sent des picotements, et elle croit que des *fourmis* l'ont piquée et mordue. Au moment où elle devait s'en aller dans sa classe, vers 8 heures, elle laisse tomber un de ses livres, ce qui lui attire une admonestation de son frère ; elle en est contrariée, pleurniche en disant que *ses doigts et son bras gauche ont sauté et laissé tomber sa gibecière.* Pendant son séjour au lycée, ce jour-là, Mlle A. est inattentive et néglige ses devoirs ; aussi son institutrice n'en est pas satisfaite. A son retour, le soir, la bonne qui l'accompagne s'aperçoit que la malade se *courbe* et se *tourne* un peu, de temps à autre, comme si elle *voulait s'arranger son jupon*. Une fois rentrée, la malade continue, dans ses mouvements insolites, qui ne cessent plus et augmentent même d'intensité les jours suivants, au désappointement des siens.

Nous voyons Mlle A., quatre jours après le début de ces troubles, et voici, après un examen rapide, ce que nous avons pu constater : la malade *assise* présente à peine quelques légers tressaillements, tantôt d'un membre thoracique ou d'un membre pelvien, tantôt de deux membres à la fois ; ces tressaillements deviennent un peu plus marqués lorsqu'elle est obligée de répondre à une question tant soit peu pressante. *Debout*, on la voit fléchir ses deux genoux, soit alternativement, soit simultanément. Ses pieds glissent d'avant en arrière et d'arrière en avant, en produisant un léger frottement. Sa tête est quelquefois balancée de droite à gauche. Mlle A. ne peut *marcher* seule ; une personne la tenant par une des aisselles, n'est pas suffisante pour qu'elle puisse rendre ses pas utilisables. Lorsque deux personnes la soutiennent, — une à chaque aisselle, — sa marche peut s'effectuer, tout en étant défectueuse et lente ; la malade s'abaisse et se relève alternativement, sans raideur, en faisant exécuter à ses pieds et à ses membres inférieurs des mouvements plus ou moins accusés de rotation et plus ou moins arrondis ; ils se passent dans presque toutes les grandes articulations. Le tronc et la tête se tournent : les épaules montent et descendent d'une façon irrégulière. Par moments, elle saute légèrement.

La malade tomberait sans ses aides, qui déploient un effort visible pour la soutenir. En dépit de ces troubles, elle peut faire quelques courses, bien qu'elle y mette un temps quatre fois plus long qu'auparavant, et encore se repose-t elle souvent. De temps en temps, elle fait des gesticulations assez étendues, surtout après une de ces courses.

Un peu d'*hyperesthésie* dans le dos, engourdissement des membres pelviens et du ventre ; *sursaut* par le chatouillement des régions plantaires ; *exaltation* des réflexes rotuliens ; *ovarie* gauche ne provoquant pas d'attaques convulsives ; diminution marquée de la *sensibilité* de l'isthme du gosier. (On peut y porter l'extrémité de l'index, sans nausée ni toux.) La malade dit *voir* à certains moments des petits serpents qui l'effrayent et des têtes blanchies qui se promènent autour de soi. Un fragment de *momordica bucha* (fruit aussi amer que l'aloès), déposé sur la langue, lui est presque indifférent. La rapidité de l'examen de la malade nous a empêché d'en avoir des notes plus complètes.

La malade, malgré un peu d'inappétence et quelques perturbations digestives, a gardé son embonpoint. Avant ces accidents, dit sa mère, elle n'a pas eu de convulsions. Le 3 août, Mme Mar. se rend en pèlerinage, avec sa fille, à une église située près de la rade de Bahia, sous l'invocation d'une des formes multiples de la Vierge ; la jeune malade y aurait eu, paraît-il, quelques grandes convulsions, perdu en partie ses sens ; ensuite, on entend la messe et on s'entretient avec M. l'abbé. Mme Mar. prétend que sa fille est guérie, celle-ci pouvant marcher seule, mais elle ne *voit* pas que Aug. gesticule encore à ses moments et est surexcitée.

Les stigmates présentés par notre malade, les alternatives de flexion et d'extension de ses membres pelviens, ses contorsions — phénomènes rentrant ici, comme chez Isab..., dans la deuxième période de l'hystéro-épilepsie ; — les mouvements latéraux de la tête et l'allure de tous ces accidents nous fournissent des éléments et des motifs suffisants pour porter le diagnostic d'astasie et d'abasie.

Ce cas, pour être moins complexe que le précédent, n'est cependant pas moins intéressant, particulièrement en ce qui concerne la façon dont l'affection s'est installée. Outre le degré de prédisposition aux névropathies que possédait déjà Mlle Aug..., de par la modification héréditaire, elle a été élevée dans un milieu familial dans lequel on s'entretient très souvent de cérémonies et de fêtes d'église ; on y parle de confessions, de messes, de pélerinages parfois nu-pieds, etc. Il en résulte que le terrain nerveux se prépare de plus en plus et se dégrade, à un moment donné, suffisamment pour être influencé effectivement par une cause capable de produire un trouble déterminé, plus ou moins alarmant, bien que d'une gravité ordinairement légère, vu l'âge du sujet.

A la pension, où Mlle Aug... faisait ses études, deux pensionnaires avaient été prises, au commencement de mars 1887, de la danse de *Saint-Guy* (?) et avaient été renvoyées chez leurs parents ; cet événement n'avait pas été sans avoir provoqué un sujet de conversations répétées au milieu des pensionnaires restantes ; les imaginations affaiblies et impressionnables surtout se montent, parmi lesquelles se place notre malade dont les cellules nerveuses et, en particulier, les cellules cérébrales s'altèrent plus ou moins dans leurs conditions dynamiques — leurs ondulations (Spencer) — et probablement aussi dans leur état anatomique.

Nous venons ainsi de voir comment chez notre malade s'est accentuée la prédisposition morbide qui n'est autre chose qu'une adaptation des éléments anatomiques du système nerveux aux conditions d'une dégradation spéciale. De là, la réceptivité.

L'origine de l'affection de Mlle Aug... se trouve être l'*imitation*, résultat préparé petit à petit par une suggestion inconsciente qui fut déterminée par le spectacle des contorsions de ses condisciples. La représentation des gestes et des mouvements devenait de plus en plus intense et impulsive parmi les faits de la mémoire de la malade jusqu'au jour où ils sont éclatés (1).

De tout cela il est facile de conclure que nous avons affaire, en somme, à cinq malades du sexe féminin, une adulte négresse, une mulâtresse et trois jeunes filles blanches. C'est dire que nous avons été en présence d'une petite épidémie d'abasie et d'astasie.

On peut conclure en plus que, si des épidémies de nature hystérique régnèrent, il y a quelques siècles, dans divers pays de l'Europe centrale et méridionale, et que, si elles s'y montrent encore de notre temps, nos faits démontrent que ce n'est pas seulement dans ces divers pays-là que, de notre temps, l'on voit des épidémies de nature hystérique, comme celle de la province de Frioul, en Italie, 1878 ; celle de Pledran, relatée par M. Baratoux (*Progrès médical*, n° 22, 1881), et l'épidémie rapportée et analysée par M. le professeur Charcot dans la leçon que nous citerons dans un moment (1); ces épidémies prennent

(1) J.-M. CHARCOT. *Maladies au système nerveux*, Paris, 1887, t. III. Consulter Leçons XVII, XVIII et XIX.

(2) J.-M. CHARCOT et RICHER. *Les démoniaques dans l'Art*. Paris, 1887. Appendice : Hystérie dans l'histoire et dans l'art, du livre de M. RICHER, *La grande Hystérie*, 1885, 2e édit., Paris.

déjà place dans la pathologie de quelques pays américains.

Beaucoup de médecins croient que les individus atteints par l'épidémie de chorée sont des *choréiques vulgaires*, affectés de la *chorea minor*, maladie de Sydenham; et je ne sais pas s'ils ont songé à la *chorea major*, vraie chorée. Le peuple, se fondant sur une certaine apparence entre les mouvements des malades et une épizootie des gallinacés, nommée là-bas « caruára », appelle les choréiques *os caruára* ou encore *treme-treme*.

Avant de terminer, nous ne saurions nous soustraire à la satisfaction de transcrire ici les remarquables paroles par lesquelles M. Charcot commence sa leçon : *Spiritisme et hystérie*, et qui devraient se trouver dans le cabinet de tout neuropathologiste : « Il est incontestable que tout ce qui frappe vivement l'esprit, tout ce qui impressionne fortement l'imagination, favorise singulièrement, chez les sujets prédisposés, l'apparition de l'hystérie. Parmi tous ces traumatismes des fonctions cérébrales il n'en est peut-être point de plus efficace et dont l'action ait été plus souvent signalée, que cette croyance au merveilleux, au surnaturel, qu'entretiennent et qu'exagèrent, soit les pratiques religieuses excessives, soit dans un ordre d'idées connexes, le spiritisme et sa mise en œuvre » (1).

Nous ferons remarquer que nos cas ne sont pas sans avoir quelque analogie avec un certain nombre de faits que, en 1859, Bamberger, cité par M. Lannois (les Chorées, 1886, Th. agr.), nomma *Saltatorischer Reflexkrampf* et que Gowers nomma *Saltatoric spasm*, dénomination adoptée par Zuber dans son article *Spasm saltatoire* du Dict. encycl. Il y a quatre ans, Erlenmeyer fit paraître un mémoire où il décrit, sous le nom de *statische Reflexkrämpfe*, quelques faits qu'il rapproche de ceux de Bamberger. Il y est question de convulsions statiques, provoquées par les mouvements de locomotion du corps, et

(1) J.-M. Charcot. *Leçons sur les maladies du système nerveux*, 1887, t. III, p. 226, Paris.

de convulsions, ou spasmes fonctionnels, ne dépendant pas de ces mouvements-là. Faut-il les faire rentrer dans l'astasie et l'abasie?

M. P. Blocq (dans le n° 43, janvier 1888, des *Archives de Neurologie*), donne onze observations sur lesquelles il s'est basé pour décrire un type morbide qui n'avait pas encore été suffisamment dégagé de certaines affections avec lesquelles il est souvent confondu. Cette affection, caractérisée par de l'*astasie* et de l'*abasie* n'est pas une *maladie nouvelle, à proprement parler, car déjà, en* 1883, *MM. Charcot et Richer l'ont décrite sous le nom « d'impuissance motrice des membres inférieurs par défaut de coordination relative à la station et à la marche »*. Dans quelques observations de ce mémoire, surtout dans les cinq dernières, on trouve des troubles nerveux assez analognes à ceux que nous avons recueillis chez nos malades, que nous avions d'abord cru appartenir au cadre de la *chorée hystérique*. La malade de l'observation IX, Mlle Gomp., à propos de laquelle M. Charcot fit plusieurs leçons, dont quelques-unes furent d'abord publiées en langue italienne par M. Miliotti (Lezioni cliniche dell'anno 1883-84. Sulle malattie del systema nerv., redatte del dottore D. Miliotti, 1885), resta plusieurs mois dans la salle *Duchenne* (de Boulogne). Nous l'avons vue assez souvent pour que son aspect clinique se présentât à notre mémoire au moment où nous rédigions l'histoire de nos deux malades (1).

(1) M. CHARCOT a proposé la division suivante pour les manifestations de l'abasie : forme *paralytique ;* forme *ataxique,* ou une variété *trépidante* et une variété *choréiforme ;* voir : Abasie à forme trépidante, etc., in *Bulletin médical,* 10 avril 1889. Aussi de l'Astasie-abasie, par BLOCQ, in *R. G. de clinique et de thérapeutique,* 14 mars 1889.

VI

Sur un cas d'aphasie motrice fonctionnelle, chez une fillette âgée de 11 ans; quelques remarques diagnostiques.

Pendant la marche de l'hystérie on peut observer une série d'affections différentes, symptomatiques de la maladie hystérique et d'une fréquence plus ou moins grande ; parmi ces affections, se trouve l'*aphasie motrice hystérique.*

Cette dernière est, sans aucun doute, un accident très important, car, outre sa rareté relative, elle diffère par beaucoup de caractères de l'aphasie motrice organique ordinaire ; de plus, l'altération du langage, à laquelle nous faisons allusion, ne devra pas être confondue ni avec le mutisme ni avec l'aphonie de nature hystérique.

Dans l'aphasie motrice — variété de Broca —, le malade articule deux, trois mots, presque toujours les mêmes, quelquefois des mots incomplets, auxquels il manque une ou deux syllabes. Le plus souvent, on constate, en même temps, d'autres perturbations du langage intérieur, soit du côté de l'écriture, soit du côté de la *mémoire* de *réception* (Charcot) ; dans ces cas-là, il s'agit de malades, au moins adultes, hémiplégiques droits, et présentant des lésions plus ou moins évidentes du côté de l'appareil cardio-vasculaire. Nous supposons, bien entendu, avoir affaire à des malades atteints d'hémiplégie par hémorrhagie cérébrale, à des malades purement organiques.

Dans les cas de mutisme hystérique, le malade — homme, femme ou enfant — ne saurait prononcer un mot quelconque, même à voix basse, *chuchotée*, quels que soient les efforts qu'il emploie pour y arriver; alors, il est *impossible au ma-*

lade d'exécuter les mouvements spéciaux pour l'articulation des mots (Charcot). Presque toujours, on constate simultanément quelques-uns des symptômes permanents de l'hystérie, mais très rarement on aura l'occasion de voir, en même temps que l'aphasie (ce pourrait être le mutisme, l'agraphie) un autre trouble aphasique.

Dans les cas d'aphonie de même nature, le patient peut entrer en communication avec une personne quelconque ; il émet des sons, seulement ils ne seront pas perçus à distance, car le malade ne saurait parler à haute voix ; il est obligé de *chuchoter*. Alors, les cordes vocales, surtout les inférieures, ne *vibrent pas* et le larynx n'exécute, pour ainsi dire, plus ; le malade ne fait *qu'augmenter la longueur de sa trachée.*

Nous venons d'esquisser aussi brièvement qu'il est possible les différences qui existent entre l'aphasie motrice de Broca et l'aphasie hystérique et, d'autre part, entre cette dernière, le mutisme et l'aphasie hystérique. Ici, nous attirons l'attention vers les études que M. le professeur Charcot a consacrées à ces genres d'accidents dynamiques et aux différentes formes de l'aphasie, notamment au point de vue de leurs distinctions dans ses leçons aussi lumineuses qu'instructives (1).

L'observation qu'on va lire se rapporte à un cas d'aphasie hystérique sur une enfant.

Obs. — *Hystérie chez un enfant de* 11 *ans. — Attaques. — Aphasie hystérique. — Rétrécissement considérable du champ visuel.*

Marie Dig..., âgée de 11 ans, entre le 21 avril 1885 dans le service de M. le professeur Charcot, salle Duchenne (de Boulogne).

Antécédents héréditaires. — Le père a eu des convulsions en étant tout jeune. Jusqu'à l'âge de 13 ans, il laissait tomber fréquemment les objets qu'il tenait dans ses mains en faisant entendre l'interjection « ah ! » en même temps qu'il exécutait un léger saut. Frère de son

(1) J.-M. Charcot. *Leçons sur les maladies du système nerveux*. T. III, 1887, Paris. Cartaz. *Du mutisme hystérique,* d'après les leçons de M. Charcot. Appendice V du tome cité. Les diverses formes de l'aphasie furent clairement résumées par le Dr Marie, dans la *Revue de médecine,* 1883, p. 693, et *Progrès médical,* 1888.

grand-père hémiplégique ; mère bien portante ; cousine maternelle folle — elle fut longtemps dans un asile d'aliénés ; — frère, 20 ans, convulsions à l'époque de la dentition. Il a des tics.

Antécédents personnels. — Sa mère dit à deux ou trois reprises que la malade n'a pas eu de convulsions pour ses dents, mais qu'à peine l'intelligence de sa petite fille s'éveillait-elle qu'elle pleurait déjà sans grand motif. Rougeole à 4 ans; scarlatine à 9 ans et demi. Ni l'un ni l'autre de ces exanthèmes fébriles n'ont provoqué de phénomènes nerveux extraordinaires. Notre petite malade, qui a un caractère taquin, a été, aux derniers jours de novembre passé, suivie par un chien griffon qui, ayant mordu son carton, lui causa une grande peur. A ce moment elle s'est mise à crier : « Maman, il me regarde ! » sans pouvoir se sauver. Une vingtaine de jours après, elle a eu une sensation de malaise, d'oppression et de serrement à la poitrine accompagnée d'hallucinations dans lesquelles elle *voyait de gros chiens rouges ou gris qui hurlaient.* Elle a vu sur un petit espace *sept cents* chiens parmi lesquels des animaux à tête d'homme, et a eu des convulsions. Quand, en dehors de ses crises, on déchirait par hasard un linge, ou on faisait grincer quelque instrument de cuisine, elle avait des tressaillements et se retournait en frisonnant — ce qui commence à influencer le moral de son frère dont le tic nerveux devenait alors plus marqué.

L'étouffement et les convulsions, médiocres, du reste de décembre continuent à se manifester en janvier 1885.

Au commencement du mois suivant, ses crises augmentent dans leur intensité : la malade perdant connaissance quatre minutes au plus, et les convulsions étant plus inquiétantes pour la famille ; les choses en étaient là, lorsqu'à la fin de février, aux troubles susdits vint s'ajouter une contracture des muscles du bras et de l'avant-bras, qui se mettait en pronation forcée et des muscles du cou qui faisaient dévier un peu la tête à droite ou à gauche ; la malade toussait pendant la crise.

Alors elle parlait encore, mais de plus en plus bas ; sa voix s'affaiblissant graduellement, jusqu'au commencement de mars, elle devint tout à coup aphasique mais non aphone, car depuis ce moment jusqu'à son admission, elle prononçait quelques bouts de phrases : « Ah ! maman, je.... pas, etc. » comme font les aphasiques ordinaires.

État actuel (24 avril). — *Sensibilité cutanée.* — Les plaques, insensibles à la piqûre et au pincement, qu'on constatait il y a trois iours sur différents endroits du corps, sont à présent moins nombreuses et peut-être plus étendues : un morceau de glace promené sur la peau montre que le trouble thermique est plus régulier : elle le sent nota-

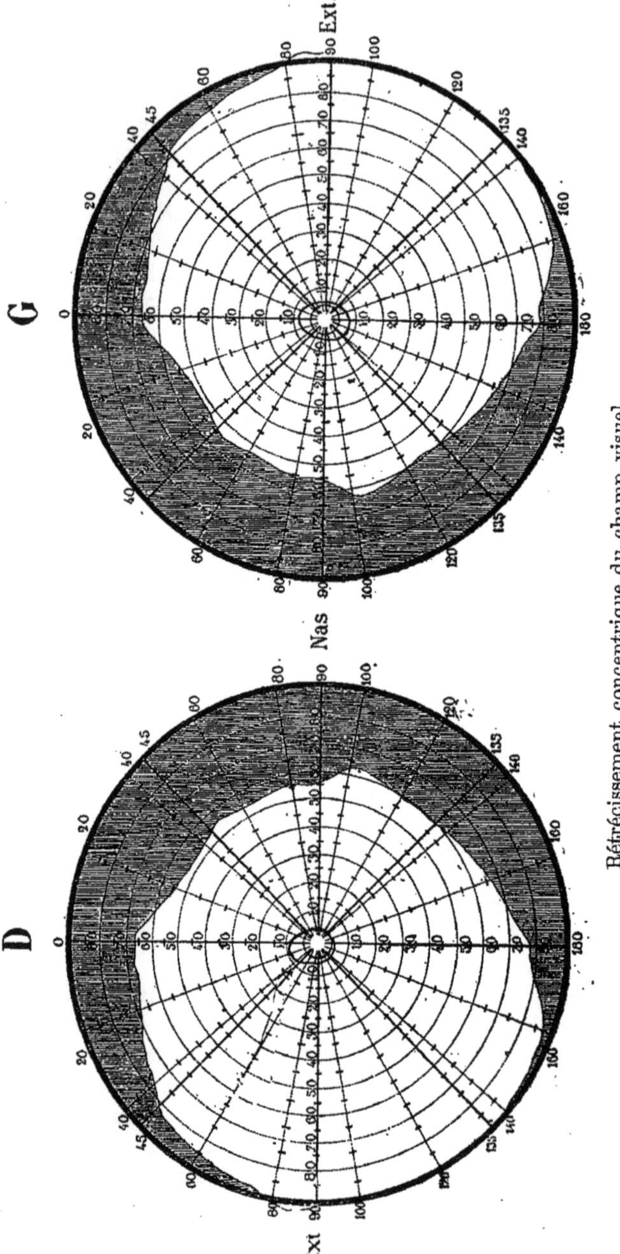

Rétrécissement concentrique du champ visuel.

blement moins à gauche et en avant même sur les membres que sur le côté droit du corps.

Ovarie droite ; la pression sur la région inguinale de ce côté produit quelques tremblements.

Sens musculaire affaibli dans les membres droits, normal dans les autres.

Dynamomètre : 10 à droite ; 20 à gauche. Réflexes tendineux presque normaux.

Sens spéciaux. — L'aloès ne lui cause aucun goût désagréable ; l'odeur du vinaigre est confondue avec celle d'autres substances. Montre entendue à peu près bien des deux côtés ; le champ visuel est tellement rétréci que la malade est achromatopsique.

Mlle Dig..., qui présente la variété d'aphasie décrite par Broca, répond très bien aux questions par écrit, a une mimique vive.

Elle peut dire : *a* — *o*, — mais non *e* — *i* — *u* ; la langue ne peut être tirée d'elle-même, sa pointe est arrêtée derrière les dents, mais lorsqu'avec le doigt on soulève assez l'organe pour qu'il dépasse l'arcade dentaire, elle peut le maintenir tiré et la pointe en est déviée à droite et portée vers le bas. La langue a une consistance ferme et est comme contracturée. Lorqu'on déshabille la malade, elle fait des interjections modulées : *ah-oh*, etc., et se montre très contrariée.

M. le professeur Charcot lui écrit la question : « Dis-moi ce que tu veux : « Une poupée qui dise papa, maman ; elle m'apprendra à parler, » a été sa réponse faite avec la netteté désirable.

Description d'une de ses attaques. — La jeune Dig..., une demi-heure environ avant d'être prise d'une attaque, devient inquiète, ne fait pas attention à ce qu'on peut lui dire, perd un peu le contrôle ordinaire sur soi-même et sur certains actes réciproques envers ses compagnes de salle ; sa figure pâlit et rougit par petites zones et à peu près simultanément ; enfin elle a des sortes d'absences : on la couche et, après avoir fait entendre un nombre variable de grognements, elle jette sans violence, ses membres d'un côté et d'autre, se tourne plusieurs fois sur elle-même en faisant en même temps quelques culbutes espacées ou quelques salutations à peine esquissées, sourit d'une manière saccadée et prononce quelques phrases interrompues : — « Oh ! il est... est rouge ; ne mordra-t-il pas ? »

Ces phénomènes ne sont pas longs à finir, en sorte qu'au bout d'une vingtaine de minutes elle commence à recouvrer sa connaissance, mais ne répond aux questions qui lui sont adressées que si l'on y fait allusion à l'objet ou sujet probable de ses hallucinations ; mais si on lui demande alors par écrit, quelle espèce de chien elle a vu ou voit encore, elle se montre surprise et croit à une plaisanterie.

Ses attaques se répétaient tantôt plus, tantôt moins accentuées quand le 11 mai, vers 10 heures du matin, une dispute s'étant engagée entre quelques malades, notre petite malade a été tellement saisie, qu'elle se met à courir en poussant des hurlements, cherche à se cacher dans les vêtements d'autres personnes, et, tout ahurie, elle dit : « Méchante ! J'ai peur ! » A partir de ce moment, elle a commencé à bégayer et cette hésitation de la parole ne s'efface qu'au bout de 30 heures. Son vocabulaire s'accroît rapidement, et, au bout de quelques jours, elle cause suffisamment avec ses voisines, qui cherchent à la faire parler.

Nouvel examen pratiqué par M. Parinaud, trois jours après l'accident. On constate l'absence du violet et du vert du côté gauche, c'est-à-dire léger rétrécissement du champ visuel gauche ; et le droit à peu près normal.

La malade, soumise dès son entrée à la *franklinisation*, l'est encore jusqu'à sa sortie ; elle fait usage des pilules de Rabuteau et de quelques douches, sans parler de l'isolement d'avec les siens — condition très importante, conseillée toujours par M. Charcot. Au commencement de juin 1885, la malade a son *exeat* et sort presque complètement guérie.

Cette enfant souffre, sans conteste, d'hystérie ; en effet, en considérant ses antécédents morbides, soit héréditaires, soit personnels, la façon dont se sont présentées ses perturbations dernières, l'apparition brusque de l'altération du langage, précédée d'une dysphonie de plus en plus notable ; quand nous considérons la marche de cette altération, que nous avons vu s'effacer en peu de jours à l'occasion d'une peur — impression morale capable, en mainte circonstance, de causer un grand nombre d'effets plus ou moins inespérés — ; les altérations sensitivo-sensorielles, les attaques convulsives d'une très courte durée et suivies immédiatement de l'usage des sens, l'influence salutaire du traitement institué ; quand nous aurons réfléchi quelque peu sur tout cela, nous ne pourrons établir d'autre diagnostic que celui de maladie hystérique.

Après être arrivé à ce résultat, l'interprétation du syndrome *aphasie* n'est pas, en vérité, difficile ; il s'agit ici d'une manifestation hystérique rendue plus acceptable encore étant donné l'âge de la petite malade. L'interprétation serait évidemment plus embarrassante sur des individus sans antécédents morbides définis, sans *stigmates*.

Chose importante à relever : cette aphasie dynamique est pure, c'est-à-dire que l'enfant n'offre aucune autre perturbation notable du langage; de fait, elle *écrit* bien et *rapidement* les réponses aux questions qu'on lui adresse ; elle *entend* bien les questions et les lit quand on les met sous ses yeux.

La mémoire, le raisonnement, etc., sont normaux. On ne peut penser à la variété aphasique — aphasie ataxique — de Broca, laquelle est généralement accompagnée d'autres manifestations. Toutefois, si l'on met de côté les cas douteux, exceptionnels, il sera assez facile de reconnaître que les différences ne sont point profondes, quant à l'expression symptomatique des deux affections, la dynamique et la matérielle; cela permet de faire un rapprochement en ce qui touche le siège anatomique des deux actes morbides en question. En nous basant sur l'enseignement de M. le professeur Charcot, nous pouvons dire avec lui que les choses se passent de la même façon dans les altérations matérielles et dans les altérations dynamiques, autrement : que les altérations d'où résulte cette forme motrice de l'aphasie siègent dans le quart postérieur de la troisième circonvolution frontale gauche (droite pour les gauchers) et cela soit qu'on ait affaire à des altérations matérielles ou dynamiques ; les maladies à lésions servent de guide au clinicien dans l'étude des névroses, au point de vue des localisations à trouver et à établir.

Mlle M... présenta, pendant son séjour à la salle Duchenne, un phénomène curieux d'altération de la *chromatique visuelle* ; nous voulons parler du rétrécissement du champ visuel, qui, d'abord double, a fini par devenir unilatéral. Cette particularité a beaucoup d'importance relativement à quelques idées théoriques sur le siège et l'origine des notions des couleurs et aux modifications de celles-ci dans l'hystérie (amblyopie, hémianopsie).

Enfin, les résultats thérapeutiques de l'*isolement*, traitement psychique, et aussi du traitement médical sont venus confirmer encore une fois la méthode de notre maître.

VII

Considérations sommaires sur les rapports entre les nerfs et les bandelettes optiques et les hémisphères cérébraux. Rétrécissement monoculaire du champ visuel sur quelques hystériques.

De l'étude des altérations lésionnelles et dynamiques des hémisphères cérébraux et de la capsule interne — surtout du tiers postérieur de sa moitié postérieure — MM. Charcot (1), Parinaud (2), Féré (3), Ballet (4) et d'autres ont conclu, provisoirement du moins, que le rétrécissement plus ou moins complet du champ visuel et l'achromatopsie, laquelle n'est pas constante, que l'état relativement normal de l'acuité visuelle, la polyopie et la micromégalopsie habituelles et enfin l'absence de lésions du fond de l'œil, ou, en deux mots, l'amblyopie hystérique et l'hémianesthésie de même nature sont, dans la majorité des cas, attribuables à une lésion d'étendue variable dans l'hémisphère cérébral du côté opposé à celui où sont constatés ces symptômes-là ; en d'autres termes, que l'altération se fait suivant un rapport croisé entre chacun des nerfs optiques et l'un

(1) J.-M. Charcot. *Leçons sur les localisations dans les maladies du cerveau*, Paris, 1875. *Leçons sur les maladies du système nerveux*, t. III, Paris, 1887.

(2) Parinaud. Des rapports croisés et directs des nerfs optiques avec les hémisphères cérébraux. *Comptes rendus de la Société de biologie*, 1882.

(3) Ch. Féré. Recueil de faits pour servir à la localisation cérébrale des troubles de la vision. *Arch. de neurologie*, 1885. *Anatomie médicale du système nerveux*, 1887, Paris.

(4) G. Ballet. *Recherches anatomiques et cliniques sur le faisceau sensitif et les troubles de la sensibilité dans les lésions du cerveau*, Paris, 1881.

des deux hémisphères ; toutefois, dans quelques cas, ces faits paraissent avoir lieu d'une manière homonyme ou directe.

Voici, d'après M. le Dr Parinaud, les faits qui montrent que dans l'amblyopie monoculaire et l'hémianesthésie hystériques, les deux moitiés homonymes des rétines sont en relation directe avec l'hémisphère correspondant :

1° Le début subit de l'hémiopie latérale indiquant qu'elle doit résulter d'une hémorrhagie ou d'une obturation vasculaire qui ne peuvent guère se produire dans la bandelette.

2° La coïncidence de l'hémiopie avec l'aphasie ou l'hémiplégie. S'il peut y avoir dans ce cas, lésion de voisinage, il arrive cependant que l'hémiopie persiste après la disparition des autres symptômes.

3° Le daltonisme congénital à forme hémiopique.

4° L'amblyopie, passage à forme hémiopique.

Les faits qui montrent que les rapports en question sont fréquemment croisés, les voici :

1° L'amblyopie monoculaire de l'hystérie et l'hémianesthésie, dont elle fait partie, avec lésion de l'hémisphère opposé.

2° Lorsque chez une hystérique hypnotisée on ouvre un des yeux, on produit une catalepsie homonyme, l'œil ne doit donc être en relation qu'avec un seul hémisphère.

3° L'amblyopie monoculaire passagère de la migraine ophtalmique ou scotoma scintillant.

4° Le daltonisme congénital monoculaire.

Tous ces résultats et autres détails expérimentaux (malade dyschromatopsique monoculaire et prisme devant l'œil normal, etc.), réalisés par MM. Charcot et Parinaud, prouvent que les rapports des rétines et des nerfs optiques avec les hémisphères et les centres visuels cérébraux sont plus complexes qu'on ne le croit généralement. A ce propos, M. le Dr Féré fait remarquer qu'il y a probablement des *différences individuelles* dans la répartition des fibres des deux nerfs optiques entre les deux hémisphères.

Dans la majorité des cas d'amblyopie hystérique, le rétrécissement du champ visuel est binoculaire, quoique alors il soit rarement égal des deux côtés ; cette inégalité dans l'intensité des troubles chromatiques de la vision n'est pas encore suffisamment expliquée, en admettant même l'hypothèse de Wilbrand (1). Toutefois, dans quelques cas, le rétrécissement dont nous parlons est monoculaire et *franchement monoculaire*. M. Parinaud présenta, en 1882, à la Société de biologie, trois exemples de ce genre.

Nous allons donner deux autres faits, le premier desquels appartient à M. le professeur Charcot.

Gil..., 32 ans, doreur sur métaux.

Antécédents héréditaires. — Père mort paralysé, sans attaque, à 60 ans, était d'un caractère violent. Mère morte à 58 ans, tuberculeuse. Elle était nerveuse, mais ne semble pas avoir eu de crises nerveuses. Une sœur se porte bien. Une tante morte paralysée (?) à 40 ans.

Antécédents personnels. — Fluxion de poitrine à 12 ans. Fièvre typhoïde à 14 ans. Gil... était fort nerveux : il était musicien, jouait du violon et de l'accordéon, aimait le théâtre. Son métier (emploie le mercure) ne semble pas lui avoir donné d'intoxication mercurielle.

N'est pas syphilitique.

Ne semble pas alcoolique, bien qu'il déclare avoir bu souvent du vin blanc le matin.

Il est probable qu'il a depuis longtemps l'habitude de la masturbation qu'il pratique ici avec frénésie.

Il a été marié peu de temps ; sa femme et un enfant qu'il en avait sont morts.

Début. — La première attaque qu'il ait eue est survenue sans cause : Gil... était sur l'impériale d'un omnibus. C'était en 1873 ; il y a 12 ans.

A la suite de cette crise, les attaques se répètent et Gil... en a 4 ou 5 par mois ; mais peu à peu, elles s'espacent et Gil... continue à travailler chez son père.

En 1880, la nuit, des rôdeurs le frappent et le dévalisent, il reçoit une blessure à la tête, à la région pariétale droite et perd connaissance. Ce n'est qu'au bout de 3 ou 4 jours qu'il reprend conscience

(1) On trouve dans la thèse de notre ami Hitier, déjà citée, le résumé de la théorie de Wilbrand et sa discussion.

de son état à la Charité (M. Gosselin) ; la peur et le traumatisme l'ont mis dans une sorte d'hébétude psychique dont il ne sort que peu à peu. Un mois environ après cette agression Gil... commence à ressentir de violentes douleurs de tête à la région pariétale gauche (était-il en ce moment hémianesthésique ?).

Il reste deux mois à l'hôpital, puis va à Vincennes. Pendant son séjour à la Charité, il avait eu quelques attaques. Mais ces attaques ne paraissent augmenter ni de nombre ni de violence, sous l'influence du choc que lui a causé l'agression qu'il a subie. En quittant Vincennes, Gil... reprend son travail chez son père, mais celui-ci étant mort, Gil..., qui ne peut trouver de place à cause de ses crises nerveuses, souffre de la misère ; et bientôt ses attaques se multiplient et sa céphalalgie augmente.

Le 15 février 1883, il entre à l'Hôtel-Dieu (M. Vulpian) où il est traité comme atteint du mal comitial. On lui donne de l'iodure et du bromure de potassium. Dans ce service on reconnaît son hémianesthésie qui résiste à tout traitement.

Il sort de l'hôpital au bout de 13 mois, le 1er mars 1884. Gil... souffre alors de la misère. Le 7 juillet 1884, il est pris d'une attaque dans la rue, pendant la nuit : on le transporte alors au poste, puis il est admis dans le service de M. Empis, d'où il sort le 20 novembre.

Le 25 décembre 1883, il est admis par nous.

Examen du malade le 9 janvier 1885. — Pas de paralysie ni de contracture ; il existe par moment seulement un léger tremblement de la main gauche.

Hémianesthésie complète à gauche ; insensibilité absolue à la douleur, au froid, au toucher ; le tronc, les membres, la face, sont affectés, les organes des sens de ce côté sont modifiés ainsi que nous allons voir.

La sensibilité est intacte à droite. Pas d'hyperesthésie.

Réflexes cutanés plantaires. Nuls à gauche, intacts à droite.

Réflexes tendineux du cou et du poignet ne se montrent ni de l'un ni de l'autre côté.

Réflexes rotuliens faibles également des deux côtés.

Il n'y a pas de modification dans la température ni dans la couleur de la peau à gauche, mais le malade raconte qu'il a parfois des sueurs profuses.

Réflexes du voile du palais : abolis à gauche et conservés à droite.

Pas de spasmes de gorge. Bon appétit. Rien dans l'appareil digestif, pourtant il paraîtrait y avoir eu des hoquets assez persistants (?).

Rien dans l'appareil urinaire.

Ouïe. Audition diminuée très notablement à gauche, normale à droite.

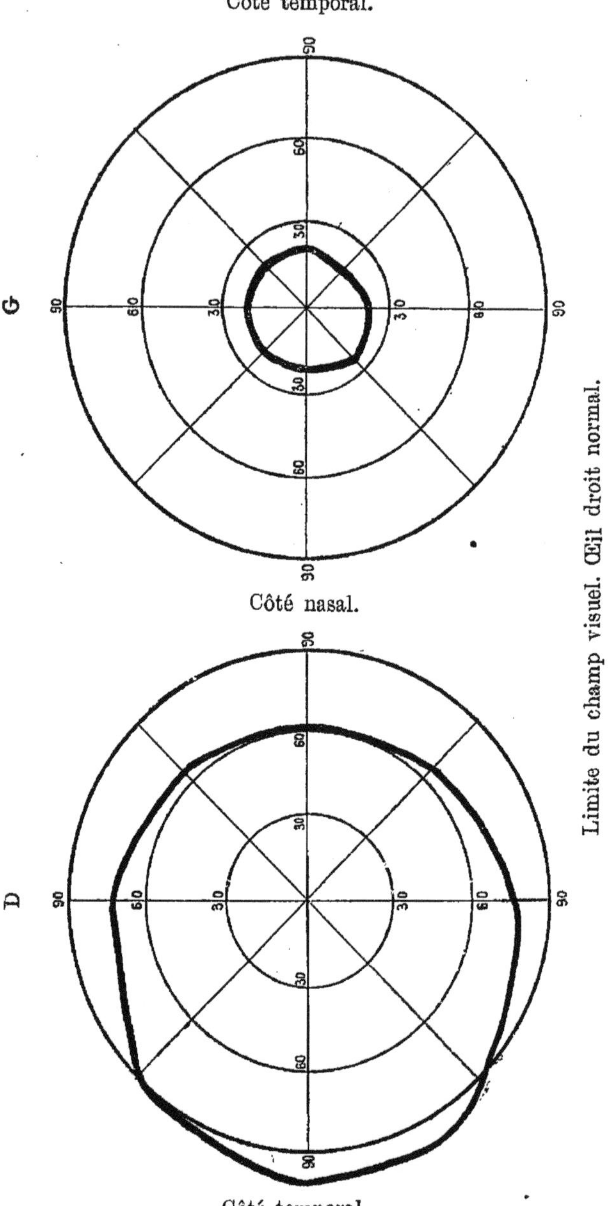

Limite du champ visuel. Œil droit normal.

Odorat. (Éther, citron) ne sent pas à gauche, sent à droite.

Ammoniaque, ne sent pas à gauche, ne pleure pas, sent à droite et pleure.

Goût. Sel marin, ne goûte pas à gauche, goûte à droite. Sulfate de quinine, ne goûte pas à gauche, goûte à droite.

Vue (voyez schéma du Dr Parinaud, fig. 1).

La vision dans l'œil droit est absolument *normale.* Le champ visuel de l'œil gauche *est très rétréci* et de ce côté l'*achromatopsie* est complète. Il n'y a pas de lésion du fond de l'œil.

Le malade se plaint de vives douleurs qui d'ailleurs ne sont pas localisées; par moment tout lui semble tourner autour de lui et il éprouve un vertige qui se dissipe plus ou moins rapidement.

La pression de ses zones hétérogènes détermine l'attaque, mais ne semble pas l'arrêter.

On les trouve : 1° Deux points profonds symétriques sous les mamelons. Le gauche est beaucoup plus sensible.

2° Point pseudo-ovarien dans la partie inférieure de la fosse iliaque droite.

Ni les testicules ni les cordons n'ont de sensibilité spéciale.

Aura hysterica : Si l'attaque est provoquée, le malade se plaint qu'on le chatouille, puis il sent une constriction à l'épigastre, une gêne à la gorge. Les tempes commencent alors à battre, la tête lui tourne et perdant connaissance il entre dans une attaque.

Attaque. — D'abord contracture des muscles masticateurs, grincement de dents.

Contracture des muscles du tronc, des membres inférieurs et supérieurs : les poings fermés, les pouces en dedans décrivent lentement un demi-cercle.

Ensuite, grands mouvements surtout des membres inférieurs, quelques salutations du tronc. Arc de cercle en arrière.

Dans une attaque provoquée, ces attaques se succèdent l'une à l'autre ; en vingt minutes nous avons vu quatre attaques subintrantes. Pas de cris. Quelques sons inarticulés. Pas d'attitude passionnelle ni de délire final.

Le malade n'urine pas pendant la crise, n'écume pas, ne se mord pas la langue. La pupille se dilate largement.

L'attaque se termine par quelques sanglots, quelques rires convulsifs et le malade revient à lui et reprend connaissance avec un violent mal de tête, sans avoir aucune notion de ce qui vient de se passer. Il déclare simplement qu'il a eu mal à la tête.

État mental. — Son état mental est d'ailleurs assez singulier : il est sombre, taciturne et ne paraît pas toujours bien comprendre ce qu'on lui demande.

Il semble, d'après le dire des infirmières, que Gil... a une autre sorte de crises, dans lesquelles le malade urine sous lui, se mord la langue et écume.

15 mars. — *Vue.* — Même état, mais le rouge est perçu à la vision centrale dans l'œil gauche.

Le 16. Les attaques de G... ne sont pas égales en violence, elles sont irrégulièrement distantes : les unes sont très légères, très courtes, presque sans grands mouvements ; d'autres ont un caractère spécial qui a fait croire à un mal comitial ? Dans ces dernières G... urine sous lui, il écume, et cette écume est rougie car il se mord la langue. Mais la température rectale prise dans les crises les plus violentes ayant duré trois quarts d'heure n'a jamais dépassé 37°,5. Ces crises sont donc des attaques d'hystérie épileptiformes, et non pas des attaques de mal comitial.

Obs. — A. Ol..., 18 ans, modiste.

Antécédents héréditaires. — Son père a toujours été bien portant, sa mère est morte à 31 ans d'une affection de poitrine pendant laquelle elle ressentit fréquemment des secousses dans les bras. Son grand-père maternel était aliéné. Son oncle maternel était irascible.

Antécédents personnels. — Rougeole à 6 ans. Réglée à 13 ans. En septembre 1885 elle a une crise à la suite d'une évacuation sanguine. Lorsqu'elle revient à elle, elle peut à peine ouvrir les yeux et dit qu'en tournant la tête elle ressent comme un coup de marteau dans les tempes. En octobre 1885, vers six heures du soir, elle est prise un jour d'une raideur générale de tous les membres et du cou accompagnée de picotements et d'engourdissements surtout aux doigts. La raideur dure dix minutes et est précédée de battements artériels au cou, au côté gauche du ventre, si elle s'incline à gauche, ou au côté droit, si elle s'incline à droite, ou enfin au mésogastre, si elle est à demi couchée. La perte de connaissance qui accompagne cette crise n'est pas continue, au milieu de la raideur elle recouvre connaissance, voit et entend, mais elle ne peut pas parler et peut à peine remuer ses doigts qui sont engourdis.

Le 25 octobre, la raideur reparaît et à partir de ce jour jusqu'au 10 novembre elle se montre quotidiennement un nombre variable de fois.

État actuel. — 16 novembre. Tiraillements d'estomac, hémianesthésie gauche pour le contact, la douleur et la température. Sens musculaire altéré à gauche. Goût, odorat et ouïe presque abolis de ce côté.

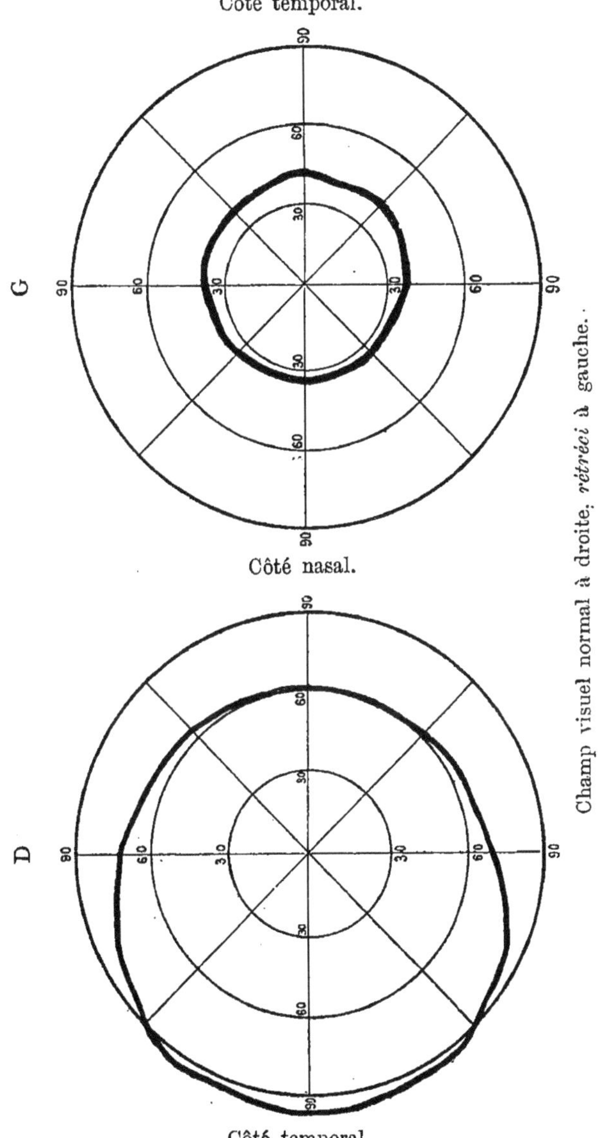

Champ visuel normal à droite; *rétréci* à gauche.

Œil droit absolument *normal* pour le blanc et les couleurs.

A gauche, *rétrécissement du champ visuel pour le blanc* (fig. 2, schéma de M. Parinaud) *et les couleurs, le cercle du bleu est plus petit que celui du rouge.*

Réflexes tendineux à peu près normaux.

Les crises se reproduisent tous les jours et durent environ 15 minutes pendant lesquelles la malade grince des dents et perd connaissance sauf si la crise est courte. Jusqu'ici pas de convulsion, ni de clonisme, ni de délire terminal.

En terminant, nous remarquerons que M. Jaboulay après avoir discuté les données de la clinique, de la physiologie expérimentale et de l'anatomie pathologique (dégénérescence par causes diverses) et après avoir résumé les schémas proposés par MM. Charcot, Féré, Grasset et Seguin, schémas expliquant chacun un certain nombre de faits cliniques, est arrivé aux mêmes conclusions que celles que nous résumions tout à l'heure, quant aux associations fonctionnelles des nerfs optiques avec les centres cérébraux de la vision (lobule pariétal supérieur et circonvolutions occipitales, centres psycho-optiques) (1).

(1) JABOULAY. *Relations des nerfs optiques avec le système nerveux central.* Thèse d'agrégation, 1886, Paris.

VIII

Notes pour servir à l'étude de la paraplégie des membres pelviens, survenant à titre de manifestation rare dans le cours de la petite chorée ou maladie de Sydenham; agitation maniaque avec tendances procursives.

Il est hors de doute que Rostan, Andral, Trousseau, Moynier et beaucoup d'autres cliniciens de leur époque, signalèrent les complications paralytiques survenues chez des individus atteints de la petite chorée ou maladie de Sydenham ; néanmoins il paraît démontré que c'est à Todd (1) que l'on doit la première description plus soignée des paralysies que les auteurs anglais appellent *paralytic chorea* ou *limp chorea*, et qui sont désignées en France, d'après M. le professeur Charcot, M. Raymond, M. Ollive et d'autres, sous le nom de paralysies chez les chroréiques. Celles-ci sont assez bien connues depuis la thèse du dernier auteur, sur les troubles dont nous parlons (2) ; la paraplégie est plus rare dans le cours de la petite chorée que l'hémiplégie, voire même, que la monoplégie. Aussi croyons-nous qu'il ne sera pas sans intérêt de présenter à nos lecteurs six cas où la maladie de Sydenham s'est compliquée d'une paraplégie de membres pelviens ; cas dont d'autres détails légitimeront encore la publication.

Nous ne forçons pas la vérité quand nous disons que la forme paraplégique est rare ; nous n'en avons trouvé de faits dans

(1) R.-B. Todd. *Clinical lectures on paralysis, certains diseases of the brain, etc.* London, 1856, p. 312. Sq.

(2) G. Ollive. *Des paralysies chez les choréiques.* Paris, 1883. L'historique de ces paralysies y est assez bien résumé.

les journaux médicaux de ces dernières années, y compris la *Revue des sciences médicales*, dirigée par M. le professeur Hayem et l'*Index Médicus*.

OBS. I. (CHARCOT, in *Policlinique du mardi* 30 *octobre* 1888, résumée),

Hort., 8 ans, vient à la consultation de la Salpêtrière, portée sur le bras de sa mère.

Antécédents héréditaires. — Père, rhumatisme articulaire. Grand' mère paternelle, rhumatisme chronique partiel; grand'mère du père, vésanique ; cette dernière eut un fils mort à l'âge de 40 ans, aliéné dans l'asile de Clermont. Mère, deux attaques de rhumatisme : l'une à 19 ans, l'autre à 36 ans. Dix enfants (frères et sœurs de Hort...) ; deux morts dans la première enfance ; l'aîné, 23 ans, plusieurs attaques de rhumatisme, cœur pris ; fille de 7 ans, une attaque de rhumatisme ; les autres se portent à peu près bien.

Antécédents personnels. — Rougeole à 5 ans. En juin 1888, rhumatisme articulaire aigu ayant duré un mois : douleurs et gonflements dans les cous-de-pied et les genoux, fièvre. Au commencement de septembre, changement de caractère ; à la fin de ce mois elle tombe d'une balançoire sur la tête et s'est fait derrière la tête une blessure superficielle qui a pas mal saigné ; alors pas de perte des sens. A la même époque, elle écrit avec difficulté et fait imparfaitement ses devoirs, ce qui l'affecte vivement, car ceci n'existait pas ; en ce moment, mouvements choréiformes des quatre membres du tronc et du cou. Quelques jours après (30 octobre), les désordres moteurs *disparaissent* aux membres inférieurs qui deviennent *mous, flasques, inertes*. L'enfant *ne peut plus* les mouvoir, ni *se tenir debout* ; quand on cherche à la faire marcher, ses jambes se *fléchissent* sous elle, s'embarrassent l'une dans l'autre et elle s'affaisserait et tomberait si elle *ne fût pas soutenue*. Le tronc se fléchit soit en avant, soit en arrière ; la tête tombe sur la poitrine. Sa paralysie, dit M. le professeur Charcot, s'est développée progressivement, sans fièvre et non brusquement dans le cours d'un état fébrile. Des mouvements choréiques ont précédé dans les membres, inertes aujourd'hui, la paralysie ; il s'agit, chez cette enfant, d'une *forme paralytique* de la chorée, de la chorée molle, comme on dit encore. Le traitement consiste dans l'emploi du bromure de potassium, à la dose de 3 gr. par jour, et des préparations ferrugineuses. Hort. se trouvait, le 22 novembre, presque guérie ; à ce moment, il n'existait encore que quelques mouvements involontaires, que quelques grimaces, et une certaine difficulté pour écrire ; de temps en temps elle jette ses jambes, un peu follement, à droite et à gauche.

Obs. II. — Enfant de 6 ans. A 18 mois, mal de Pott, à la région dorso-lombaire, dont il conserve la trace (cyphose de cette région). Pas de rhumatisme articulaire.

Dans les premiers jours de janvier 1889, changement accusé de caractère, indocilité, agitation ; peu de jours après, il est pris de mouvements involontaires, irréguliers dans tout le corps, principalement aux membres inférieurs ; atténuation fort visible de ces désordres, mais faiblesse et, peu après, *impuissance et mollesse* des membres pelviens. Cette *paralysie inférieure* dura 15 ou 20 jours et, lors de sa consultation, M. Charcot fait observer le commencement du retour de la force des extrémités relâchées.

Obs. III. — Mlle X., 13 ans, bien développée pour son âge.

Elle est prise, dans le courant de décembre 1888, de mouvements désordonnés, involontaires choréiformes du corps, notamment des membres pelviens. Quelques jours auparavant, on avait noté, comme c'est la règle, le changement de caractère, pour des motifs insignifiants, etc. Au commencement de février 1889, à la suite d'une ou de deux douches froides, de 15 secondes de durée, sur les régions lombaires et les cuisses, la malade devient presque subitement *paralysée des extrémités inférieures*, à tel point qu'elle n'a pu retourner seule de la salle des douches et qu'on s'est vu dans la nécessité de l'aider à s'habiller. Les membres thoraciques et le tronc sont, à la fin de février, le siège de légers désordres du mouvement.

Usage des préparations ferrugineuses, de la liqueur de Fowler, de la franklinisation ; amélioration progressive. La force et les mouvements reviennent dans les membres paralysés (1).

Obs. IV. — Mlle Jea..., 20 ans, employée dans le commerce de chaussures, tempérament nervoso-sanguin, est reçue dans la salle Sainte-Jeanne, service de M. le professeur G. Sée, à l'Hôtel-Dieu, le 16 août 1887.

Antécédents héréditaires. — Père bizarre ; mère morte en couches, à la naissance de la malade, d'accidents éclamptiques ; tante maternelle morte à 41 ans, à la suite d'une fluxion de poitrine accompagnée ou suivie d'une méningite (?) ; cousine germaine sujette à des

(1) Cette malade et le précédent sont venus à la consultation de la Salpêtrière où M. Charcot les a vus.

crises convulsives avec perte de connaissance ; grand-père maternel alcoolique, mort des suites d'une pneumonie.

Antécédents personnels. — La malade n'aurait pas eu aucun des accidents de la dentition. Coqueluche longue et intense — durée un an — entre 5 et 6 ans ; rougeole normale, à 7 ans ; scarlatine, de 2 mois, à 9 ans ; entre 12 et 14 ans, la migraine dont elle souffrait depuis son bas âge, devient plus forte et s'accompagne de vomissements répétés, cette migraine revenait par accès de 10 à 13 jours de durée que séparaient les uns des autres des intervalles variant de 15 à 30 jours, en sorte qu'elle laissait à la malade un repos de 5 à 17 jours. Réglée à 16 ans. A ce moment, la migraine, qui s'atténuait depuis quelques mois est très faible. Le mois suivant, les règles ne se montrent pas et cette suppression se prolonge durant 8 mois. Pendant tout cet espace de temps, la migraine redevient à peu près aussi marquée qu'auparavant et ne s'améliore que progressivement; elle paraît avoir un certain rapport avec les troubles cataméniaux. A 18 ans, en 1885, affection oculaire soignée par M. le Dr Landolt et ayant durée 6 mois. Dans le courant de cette année, éruption de furoncles aux membres pelviens, ayant duré deux mois. En février 1887, ses conjonctives deviennent rouges, enflammées ; on lui prescrit des instillations d'atropine, des lavages des yeux avec de l'infusion de camomille additionnée d'acide borique. Cette conjonctivite a été précédée de petites hémorrhagies par le nez et la bouche, lesquelles deviennent plus intenses au moment où les altérations oculaires sont elles-mêmes plus intenses.

Au commencement de mars, elle est prise de troubles qui seront établis comme il suit : malaise depuis quelques jours, inappétence et insomnie variables, éblouissements, un peu de gêne pour avaler les aliments ; puis, presque sans transition, la malade est prise d'un fort mal de gorge accompagné de formation de fausses membranes jaunâtres, se reproduisant rapidement et exigeant une détersion réitérée, six, huit fois par jour ; des douleurs instantanées, intenses, interrompues au thorax, céphalalgie ; pas de douleurs dans les membres inférieurs ni dans le dos. Un peu de fièvre ; durée de la maladie 40 et quelques jours. Entre la fin d'avril et le commencement de mai, on s'aperçoit que la malade, déjà revenue dans son magasin, était un *peu jaune* ; le lendemain, elle va voir son médecin qui lui prescrit un éméto-cathartique ; dans les derniers jours de cette jaunisse, elle se met à boiter assez notablement du membre inférieur droit, « on dirait que ma cuisse droite s'en allait, » dit-elle. L'accident ictérique se prolonge jusqu'à la fin de mai, et la malade se considère, alors, comme guérie.

Les jours se passent et Mlle Jea..., ne se plaint de douleurs ni de faiblesse dans ses membres.

Pendant le courant de juillet, la malade commence à changer de caractère, devient maussade, un rien la contrariant, aussi sa patronne le lui fait-elle remarquer. Le 12 août, forte contrariété. A peu près à partir de ce moment, elle croit noter que les personnes auxquelles elle a affaire, la regardent quelquefois en souriant, quand le 14, vers le soir, une dame de sa connaissance, qui vient au magasin, lui déclare qu'elle remue ses bras d'une manière inaccoutumée et prononce le mot : danse de Saint-Guy ; à la suite de cette révélation, les gestes augmentent et elle devient plus maussade. Elle consulte M. le Dr Campart qui lui indique le service de M. le professeur Sée, dans lequel elle entre le 16. Au milieu de tous ces phénomènes, aucun trouble moteur notable ne s'était montré aux membres supérieurs.

Pendant les derniers jours d'août, les gesticulations des membres thoraciques deviennent plus accentuées, la tête exécute des mouvements latéraux irréguliers et la figure grimace. La malade dit éprouver un peu de faiblesse aux jambes qui sont le siège de douleurs spontanées s'exacerbant quand elle les meut. On lui fait des injections d'antipyrine. Pendant septembre les troubles moteurs des membres thoraciques diminuent assez rapidement, ne sont appréciables qu'à certains moments et, enfin, n'existent presque plus.

Les choses en étaient là lorsque, une vingtaine de jours après, la malade, dépitée à cause du voisinage d'une camarade qui geignait et d'une visite vainement attendue, est reprise des mêmes troubles ; ceux-ci apparaissent non seulement aux membres supérieurs et à la tête, mais aussi aux membres inférieurs presque paralysés. Ces mouvements choréiques deviennent bientôt fort prononcés, à tel point que la malade use avec les talons et les coudes les draps de son lit. Légère anesthésie à gauche, on fait le diagnostic de chorée rythmée. Notre ami le Dr Capitan, chef de clinique, profite du séjour dans le service, d'un jeune hystérique hypnotisable pour essayer de provoquer, s'il est possible, un transfert de la paraplégie de la malade ; après avoir endormi le premier, il fait transporter dans la pièce, où se passera l'expérience, la seconde qu'*on n'a pas réussi à endormir* et les place en face l'un de l'autre de façon qu'ils se touchent par les genoux ; alors, on note que Mlle Jea... peut se lever et, ce qu'elle ne pouvait faire il y a quelques minutes, se tenir debout ; que, en insistant, elle peut faire quelques pas, et enfin, qu'après quelques efforts et à l'aide d'une canne, elle arrive à gagner son lit, séparé de la pièce par une douzaine de mètres. Le jeune hystérique, lui, est presque paraplégique; car étant venu *seul* dans l'endroit de l'expérience, il ne peut plus s'en retourner, maintenant, sans l'aide d'une personne, c'est à-dire qu'il est atteint d'une *parésie* assez marquée de ses membres inférieurs ; les rôles se sont renversés. Ce changement, qui, par son degré, n'a pas laissé de produire une certaine surprise, fut passager, la malade ne tardant pas, trois jours après, à revenir en bonne partie à l'état dans lequel elle se trouvait auparavant, c'est-à-dire qu'elle est redevenue paraplégique ; on recommence une seconde et une troisième expérience, mais les résultats du transfert obtenu furent moins encourageants que dans la tentative précédente. Enfin, pour débarrasser l'hystérique mâle de sa presque paraplégie, M. Capitan l'endort, lui suggestionne la notion des mouvements de ses membres inférieurs incapables de le supporter, opération pendant laquelle il demandait à un des élèves du service de surveiller la malade, restée debout à côté de son lit. Alors, se serait passé un fait fort curieux : au moment même où le jeune homme commençait à faire quelques pas, les jambes de Mlle Jean... se refusaient à la soutenir et elle serait tombée si l'externe ne l'en avait pas empêchée ; inutile de dire que cela avait lieu à son insu.

L'ayant examinée à la fin de décembre 1887, nous n'avons trouvé, comme perturbation de la sensibilité, qu'une paresthésie du côté gauche de la moitié inférieure du corps, aucun stigmate sensoriel. Douleurs vives aux membres inférieurs, aussi la malade demande-t-elle des injections répétées d'antipyrine et en porte aux jambes de nombreuses traces. Humeur chagrine, constipation, tendance à l'obésité. D'accord avec M. Durand-Fardel, nous la soumettons aux courants continus appliqués aux membres abdominaux, à l'usage de la liqueur de Fowler et de la teinture de noix vomique.

Le 18 janvier 1888, abolition du réflexe cutané plantaire ; paresthésie et paralgésie à gauche, le bras et la tête exceptés. Tant que la malade ne ferme pas les mains de manière à serrer les objets, — pièce de 10, 40, 100 sous, montre — et à en avoir des points multiples de contact, elle ne peut distinguer ces mêmes objets. Réflexes rotuliens à peu près normaux. Rien à la face. Sous l'influence des agents thérapeutiques susdits, les mouvements désordonnés et la paraplégie s'amendent très notablement et avec une facilité relative ; la malade marche d'abord avec deux béquilles et une canne et, à la fin de février, ne s'appuie que sur une canne ; les muscles des avant-bras sont le siège de légères secousses déplaçant médiocrement surtout quand on les regarde, les avant-bras et les mains. A la face, on surprend quelques tiraillements fugaces. Les 5 ou 6 mars, Mlle Jean... est reprise, à la suite d'une contrariété, de mouvements très désordonnés dans les quatre membres, *illogiques, sans aucun rythme*, ce dont furent témoins M. le professeur Sée et notre ami M. Durand-Fardel, chef de clinique. Cette constatation nous importe beaucoup puisque, jusque-là, les avis étaient partagés dans le service sur la question de savoir s'il s'agissait d'une manifestation de la grande hystérie, ou, au contraire, des gestes et des contorsions de la maladie de Sydenham; nous penchions du côté de la seconde hypothèse, qui n'a fait que se confirmer dans la suite, étant donnés les symptômes et la marche de l'affection. Actuellement (4 avril 1888), pas de dyschromatopsie, ni de rétrécissement du champ visuel (examen de M. Valude, chef de clinique, de M. le professeur Panas); pas d'altération des autres sens ni d'anesthésie pharyngée ; pas de tendance à la contracture ni de points spasmogènes ; jamais de grandes convulsions ; à peine une diminution de la sensibilité générale au membre inférieur et dans une partie variable du tronc, à gauche. Donc les mouvements morbides des membres de la malade ne sont choréiques qu'en apparence, ils sont au plus *choréoïdes* et nous avons affaire, en réalité, à des manifestations de la chorée de Sydenham. Quant aux troubles de la sensibilité cutanée constatés chez Mlle Jean..., ils ne contredisent en aucune façon la théorie diagnostique que nous soutenons, car tous les médecins, qui ont été à même de voir des individus atteints de cette névrose, ont eu l'occasion d'y constater des modifications de la sensibilité sembables à celles de notre malade. Le transfert obtenu trois fois de la manière décrite plus haut ne constitue pas non plus un obstable au diagnostic, par la raison qu'il n'existe pas seulement dans l'hystérie; M. le professeur Charcot, M. Gombault, MM. Brissaud et Marie, agrégés de la Faculté, Babinski l'ont observé chez quelques hémiplégiques par lésion en foyer de l'encéphale; rien ne prouve qu'il ne puisse se montrer dans la maladie de Sydenham qui est beaucoup moins éloignée de l'hystérie que ne l'est l'hémiplégie organique (1).

OBS. V. — Mlle Cauch..., 18 ans, blanchisseuse, née à Paris, admise salle Sainte-Jeanne, lit no 13, service de M. le professeur Sée, à l'Hôtel-Dieu, le 31 décembre 1887.

Antécédents héréditaires. — Grand-père et grand'mère paternels alcooliques morts à un âge avancé; père alcoolique aussi, rhumatisme articulaire subaigu pendant une captivité de six mois (guerre de 1871) à Kosel, en Silésie; ensuite altérations rhumatismales chroniques. Mère, bien portante, robuste ou obèse, eut trois enfants, un

(1) P. MARIE. *Note sur l'existence de l'ovarie dans la chorée de Sydenham Progrès médical,* 16 janvier 1886, p. 39.

mort-né et une fausse couche; sœur de 11 ans chétive, scrofuleuse, aurait des habitudes vicieuses. *Antécédents personnels:* rougeole et variole assez intenses au bas âge. Réglée à 12 ans, menstrues régulières; bonne santé jusqu'à 14 ans; alors, elle se fait blanchisseuse. Quelques mois après (1884) elle contracte un rhumatisme articulaire aigu avec localisation dans les chevilles, les genoux et les mains; dans le déclin ou la convalescence, pleurésie double débutant à grand fracas; double point de côté violent, fièvre, délire agité pendant huit jours; durée deux mois.

Le 10 décembre 1884, à la fin de la convalescence de sa pleurésie, la malade assiste à une scène de famille extrêmement violente, dont elle se trouve être victime après en avoir été cause: excitation cérébrale intense (pleurs, délire ambulatoire, sentiment de folie imminente); en même temps, mouvements irréguliers, plus ou moins spasmodiques; disparue de chez elle à midi, on la trouve dans les champs quatre heures après et ce n'est qu'à grand'peine qu'on la ramène à la maison. L'état d'agitation mentale dans lequel se trouve la malade, est accusé au point de masquer, pendant quelques jours, les troubles de la motilité qui, tout en existant d'emblée, passent inaperçus pendant cette période. Pas de tendance à l'*hémiplégie*.

Les mouvements désordonnées que présentait la malade, on peut les décrire comme suit: *Tête et face*: oscillation perpétuelle, latérale, en balancier; face grimaçante, troubles mécaniques de la parole et de la déglutition. *Membres supérieurs:* mouvements violents non systématisés, secousses en décharge électrique, poings serrés; atténuation consécutive plus ou moins prononcée de ces mouvements; ensuite, supination forcée, avec extension exagérée du pouce et flexion des doigts, *Membres inférieurs:* mêmes désordres moteurs avec prédominance d'*affaiblissement musculaire, grande difficulté de se tenir debout* par flexion brusque des genoux et chute consécutive. Les oscillations de la tête et les mouvements des membres persistaient, bien que diminués, pendant le sommeil. L'agitation mentale s'est maintenue à peu près en le même état; la malade ne reconnaît plus ses parents, tient des propos bizarres et incohérents et cherche à chaque instant à s'évader.

Le 22, ou douze jours après le début de sa pseudo-chorée, on la conduit, de guerre lasse, aux « Enfants-Malades ». Traitement: 7 à 8 grammes de chloral hydraté chaque jour. Les mouvements choréiformes disparaissent en cinq jours et la malade peut se tenir debout sans tomber; mais deux jours après (les 29-30 décembre) la malade est prise, sans cause appréciable, d'une *paraplégie* débutant *presque subitement.* Mlle Cauch... raconte que, tranquillement assise dans son lit, elle a senti « *ses deux jambes devenir mortes* »; il semble y avoir eu, en plus, contracture, car les deux jambes étaient croisées, la gauche aur la droite, et revenaient à cette position après un décroissement forcé. Donc, abolition de la sensibilité et du mouvement des membres pelviens devenus presque en même temps contracturés. Le chloral est continué sans résultats ; bains sulfureux.

Le 4 février 1885, la paraplégie a presque complètement disparu : les jambes restent toujours moins solides qu'antérieurement. Les troubles choréiformes, disparus avant la paraplégie, ne sont jamais représentés ni pendant ni après celle-ci. Pendant son séjour à l'hôpital, la malade a eu, principalement dans les premiers jours de sa paraplégie, un piaillement cardiaque perceptible à distance par le médecin et par elle-même, et qui a attiré dès ce moment l'attention sur son cœur : « *on aurait dit le cri d'un petit poussin caché dans ma poitrine* ». En partant de l'hôpital, à la fin de février, elle a des signes d'anémie: sueurs, épistaxis, éblouissements, toux nerveuse sèche, sensation de débilitation croissante, inaptitude à tout travail régulier ; malgré cela, apparence physique assez satisfaisante pour tromper sa famille qui l'accuse de simple fainéantise.

En novembre 1885, *deuxième pleurésie droite* durant un mois et demi (un an après la première).

En avril 1886, elle commence à souffrir de l'estomac, dans le dos et l'épaule droite ; ces souffrances analogues à celles qu'elle présente actuellement, se dissipent par le repos. En décembre de la même année, poussées répétés d'urticaire sur le tronc et les cuisses, se prolongeant pendant six mois, avec douleurs mal définies et vagues.

Au commencement de 1887, nouveaux accidents douloureux à la suite de la reprise de son métier de laveuse : douleurs dans la région épigastrique, le dos, les deux épaules s'irradient jusqu'aux avant-bras et aux doigts. Céphalée le soir, barre frontale avec constriction temporale, faciès cyanosé ; battements jugulaires ondulatoires : jamais de palpitations. Cet ensemble est accompagné de mouvements fébriles, surtout le soir, qui font porter au médecin de la ville le diagnostic de fièvre continue. Il y a une rémission suivie d'une rechute des phénomènes douloureux qui force Mlle Cauch... à venir à l'Hôtel-Dieu, où elle est admise.

État actuel (février 1888).— Ensemble de la plupart des symptômes de la chloro-anémie ; toutefois les complications dépendant du système nerveux sont en petit nombre et, même effacées. A la région cardiaque on entend des bruits au sommet et à la base ; ces derniers sont très intenses et parfois rudes à un tel point qu'à certains moments on est enclin à croire à l'existence d'une véritable lésion des valvules sigmoïdes de l'aorte avec insuffisance, mais les symptômes n'en sont point constants. Le piaillement, dont nous parlions plus haut, n'existe pour ainsi dire plus. Dysorexie; constipation intermittente. Pas de modification de la sensibilité cutanée, ni de la sensibilité spéciale ; pas d'anesthésie pharyngée. Caractère taciturne. Taille moyenne.

OBS. VI. — *Paralysie des membres inférieurs à la suite d'une chorée grave.* Communiquée par mon collègue RENAUT, interne des hôpitaux. (Obs. XV du travail cité de M. OLLIVE.)

M..., Alexandrine, 7 ans 1/2, entrée le 1er mars 1883, salle Blache, à l'hôpital Trousseau. Pas de rhumatisme, rougeole à l'âge de cinq ans. Pas de chorée à la famille. Malade depuis quinze jours, cause inconnue. N'a pas de repos au lit, les mouvements occupent surtout les membres, le tronc et la face ; ils ont des exacerbations momentanées qui s'accompagnent de cris et de pleurs. La force musculaire est assez conservée, mais l'enfant lâche immédiatement l'objet qu'il tient. Rien au cœur, ni aux autres organes. Le 29 août, les mouvements deviennent moins accentués, et l'enfant se remue seule. Le 6 septembre, on commence à lever la malade, mais elle ne peut se servir de ses jambes qui plient sous elle lorsqu'on la met à terre. Cette paralysie persiste jusqu'au 25 septembre, époque à laquelle elle commence à marcher. Dès lors, amélioration rapide, tellement que les symptômes choréiques ont disparu.

Dans la première observation, nous avons une *paraplégie des membres inférieurs* ; il y a bien eu une flexion du tronc et de la tête ayant duré quelques jours et assez prononcée, à un certain moment, pour avoir donné lieu à une flaccidité de ces segments du corps qui conservaient mal leur position d'équilibre et qu'on était quelquefois obligé de soutenir ; mais ce qui a surtout frappé, ç'a été la paralysie des membres inférieurs.

Dans la deuxième, la *paraplégie des membres inférieurs* a été aussi nette que dans le cas précédent. Ici, on pourrait se demander si la paraplégie n'est pas la conséquence de la bacillose vertébrale, ce à quoi le maître répond en affirmant la nature choréiforme, et cela par la constatation négative d'une contracture, si petite qu'elle pût l'être des membres pelviens, de perturbations urinaires ou rectales, de troubles trophiques.

La *paraplégie inférieure* de la troisième malade, consécutive à la douche, du moins en apparence, est aussi évidente que les précédentes et pas n'est besoin d'y insister.

Il s'agit, chez la quatrième malade, d'un fait de paraplégie des membres pelviens survenue chez une jeune fille atteinte, depuis quelques semaines, de chorée de Sydenham ; cette paraplégie ne s'est pas constituée d'emblée, mais en deux semaines environ ; et, une fois établie, elle alterna un peu avec les désordres hystériques. Les nombreuses injections hypodermimiques d'antipyrine, pratiquées dans les membres inférieurs de notre malade, furent-elles pour quelque chose dans la paraplégie ? C'est possible ; car, d'après certains auteurs, parmi lesquels M. le professeur Pitres, de Bordeaux, l'antipyrine peut causer des névrites. Elle descend d'un père déséquilibré, ou d'un cérébral comme disait Lasègue; car il commettait des irrégularités et des actes bizarres. De plus, il y eut des convulsions chez un ou deux parents assez proches.

Cinquième cas, jeune fille de 18 ans qui, trois ans auparavant, contracte un rhumatisme polyarticulaire aigu ; qui, au commencement de novembre de la même année (1884), fait une pleurésie double, et qui, dans la convalescence de celle-ci, est prise de la maladie de Sydenham, à la suite de discussions et de chagrins auxquels elle se trouve mêlée ; les troubles des mouvements sont généralisés, ils rendent la parole et la déglutition difficiles. Affaiblissement prononcé des membres inférieurs, grande difficulté de se tenir debout, et, quelquefois, chute. Un véritable accès de manie précédant et accompagnant les gestes et les mouvements violents du corps, avec tendance à la course et à l'évasion, dans le but de se cacher ; en un mot, forte agitation physique avec égarement moral. Grande amélioration de tous ces désordres, quand, quelques jours après, survient une *paraplégie des membres pelviens* presque pure, en ce sens que les mouvements irréguliers de la petite chorée étaient presque absents ; disparition quasi-complète de cette paraplégie au bout d'une trentaine de jours. Nous avons donc un cas de petite chorée, compliqué d'hallucinations et d'agitation maniaque, perturbations intellectuelles, qui furent signalées notamment par Marcé (*De l'état mental dans la chorée*, 1859), et d'une *paraplégie inférieure* qui se présente pour ainsi dire subitement, alors que la malade espérait guérir et déjà commençait à marcher- quoiqu'il existât encore quelques désordres des mouvements.

Dans ses antécédents, on relève l'alcoolisme, par ivrognerie, de trois de ses ascendants paternels; on relève encore le rhumatisme chronique et la tuberculose. L'alcoolisme, dit M. Charcot, équivaut, au point de vue de la transmission des maladies nerveuses, à une névrose, au même titre que l'hystérie ou une psychopathie.

Le rhumatisme articulaire, dont souffrait Mlle Cauch..., et qui probablement fut la cause de sa première pleurésie ayant siégé dans les deux plèvres, occasionna sans doute la névrose de notre malade, comme il aurait provoqué une autre névrose si elle eût présenté une prédisposition appropriée au développement de celle-ci; dans ce cas se trouvent l'hystérie major, la maladie de Parkinson, l'épilepsie et, quelquefois, la maladie de Basedow. Des vingt-quatre cas de maladie de Sydenham donnés par M. Ollive, dans sa thèse, il n'y a que dix cas dans lesquels les manifestations rhumatismales, aiguës ou subaiguës, aient été notées. De nos six malades, deux seulement ont souffert du rhumatisme articulaire; la première observation est curieuse sous ce rapport, surtout pour le point de vue héréditaire. « Je ne crois pas, dit M. Charcot, que la chorée puisse jamais être considérée comme un *équivalent*, dans les centres nerveux, de l'affection articulaire, ou des affections viscérales de la *fièvre rhumatismale*. La chorée et le rhumatisme articulaire existent souvent soit chez un même sujet, soit dans la famille, cela n'est nullement douteux; mais la coïncidence fréquente, l'alternance même de deux affections ne suffit nullement à montrer qu'elles sont identiques et de même nature » (1).

(1) Sur la nature de la maladie de Sydenham, on lira avec profit la première partie de la thèse inaugurale du Dr HUET : *La Chorée chronique*, 1889, travail

Tous ces détails étiologiques montrent une fois de plus que la petite chorée appartient, comme les autres névroses, à la grande famille névro-pathologique (1).

Dans le dernier fait, nous pouvons lire à côté d'autres détails, ceci : *ses jambes plient sous elle lorsqu'on la met à terre* ; eh bien ! C'est la même chose que ce que nous avons vu pour Mlle Jea... (obs. IV), dont les articulations fémoro-tibiales ployaient dès qu'on venait à la mettre debout après l'avoir descendue de son lit ; et elle tombait irrévocablement sans le soutien qu'on s'empressait de lui apporter. C'est un exemple de *paraplégie des membres inférieurs.*

Le pronostic de toutes ces paraplégies de choréiformes a été favorable, car elles ont toutes guéri en quelques semaines, complètement. « La guérison est la règle dans la paralysie choréique, même dans le cas où la paralysie est complète et plus ou moins généralisée. La chorée molle d'ailleurs paraît ne pas appartenir particulièrement aux cas où les mouvements gesticulatoires sont intenses » (Charcot. Leçon du 30 oct.).

des plus intéressants, *De la nature et du traitement de la Chorée* (*Progrès médical*, n°s 22, 24, 1885), par M. Joffroy, professeur agrégé.

(1) Charcot. *Policliniques des Mardis* : 20 mars ; 30 octobre (p. 35) ; 27 novembre (p. 110-115), 1888. Ch. Féré. *La Famille névropathique*, 1884, Paris.

IX

Note sur un cas de maladie de Basedow. — Amélioration remarquable des phénomènes de la série goitre exophtalmique sous l'influence d'une grossesse.

La réduction des symptômes du goitre exophtalmique pendant le cours et sous l'influence de la grossesse, fut signalée pour la première fois, sous une forme explicite, par M. le professeur Charcot ; il s'agit de la fameuse observation d'une malade, mariée, admise dans le service de Piorry. à la Charité. Cette femme qui était enceinte, quitta l'hôpital et fut suivie par M. Charcot, alors chef de clinique du professeur de la Charité. Ce fait eut lieu en 1856 et, cinq ans plus tard, MM. Charcot et Trousseau, qui se trouvèrent en consultation au sujet d'un troisième cas de Basedow, firent comprendre à la malade l'heureuse influence probable d'une grossesse. La grossesse s'est réalisée et les résultats n'en furent que très favorables (1). Dans la suite, quelques autres cas semblables ont été vus.

Le nôtre fournit un exemple très probant de ce que nous venons de dire et mérite d'être indiqué ; on le verra en comparant l'état du sujet avant et pendant la gestation.

Obs. — Mlle Coff..., 27 ans, servante, admise salle Sainte-Jeanne, service de M. le professeur Sée, à l'Hôtel-Dieu, le 21 février 1888,

(1) J.-M. Charcot. — Mémoire lu à la *Société de biologie*, en mai 1856, et paru dans la *Gazette médicale*, de la même année. Sur la maladie de Basedow, *Gazette hebdomadaire*, 1859, p. 266. Nouveau cas de maladie de Basedow ; heureuse influence d'une grossesse survenue pendant le cours de la maladie, *Gazette hebdomadaire*, 1881, p. 562. *Leçon du mardi* à la Salpêtrière, p. 180, 1888.

ne donne des renseignements sur ses parents. Rougeole à 6 ans, époque où ses membres supérieurs, notamment ses mains et ses doigts, furent pendant quelques mois pris de mouvements brusques et convulsifs en pelant des pommes de terre ou nettoyant un objet arrondi quelconque, ses doigts s'étendaient rapidement, brusquement, et l'objet était projeté devant soi à une certaine distance. A 17 ans, apparition des règles qui, dès le mois suivant, disparaissent pour revenir seulement à 19 ans (1880) et irrégulièrement. Entre 1883-84, se trouvant en Italie, on note qu'elle s'empresse toujours un peu trop, pendant certaines promenades sur des montagnes. En février 1884, la famille, chez qui elle travaille, vient dans une petite ville, près de Londres, et Mlle Coff... est obligée de faire en chemin de fer un parcours répété entre ces deux endroits. Au bout de quatre mois, elle s'aperçoit, toutes les fois qu'elle marche plus vite, des troubles suivants : étouffements, accompagnés quelques semaines plus tard, de palpitations cardiaques, de douleurs vagues à la région précordiale, s'irradiant jusque dans l'épaule gauche ; de temps en temps, de légers battements dans les tempes et le cou qui gonflait et les yeux qui devenaient un peu saillants. A l'occasion des étouffements plus marqués, quelques quintes de toux. Amaigrissement, diminution des forces. En juin, fatigue et oppression pendant ses courses, au point que la malade, l'escalier monté, se couchait tout de son long et sans oreiller sur le plancher de sa chambre : cela lui procurait un soulagement immédiat ; affaiblissement progressif quoique lent, des membres pelviens. Inquiétude de la malade et de sa maîtresse qui l'envoie à Southampton, au moment des vacances des enfants. Retour de la malade au commencement d'octobre, sans amélioration ; elle en est très affectée. Une semaine après son arrivée, après une course : étouffements, toux, palpitations douloureuses, battements forts dans le cou, les yeux, les tempes, *dans l'intérieur de la tête*, parésie des jambes et même du tremblement des membres; elle s'alite pendant deux mois et demi (jusqu'à la mi-décembre), et alors elle commence à se lever. Comme depuis le début des accidents quelques personnes et la malade elle-même *incriminaient l'air* et l'*agitation* de Londres de lui donner cette maladie, Mlle Coff... ne parle que de retourner à Paris, où elle arrive en janvier 1885. Une quinzaine de jours après, elle est admise dans le service de M. le professeur Hardy, à la Charité, qui lui ordonne des préparations arsenicales, la teinture de Mars tartarisée et des douches froides; amélioration appréciable. La malade, toujours d'une impressionnabilité excessive, se frappe toutes les fois qu'une de ses compagnes est sérieusement malade ou agonisante, et quitte en raison de cela le service après un séjour de 8 mois. Elle n'y revient pas, malgré la promesse qu'elle avait faite et entre dans une maison de santé particulière protestante, où la soigne le docteur Boutin. Alors, diarrhée abondante, lui laissant peu de répit, se prolongeant pendant de longues semaines, paralysie des membres pelviens, tuméfaction, douleurs et *de l'eau* dans les genoux, moins marquées dans les cous-de-pied, les coudes et les poignets; fièvre faisant penser à la dothiénentérie ou au rhumatisme articulaire. Faiblesse générale, tremblement de tout le corps (1), lui rendant la marche mal assurée; palpitations du cœur et des artères ; tuméfaction et battements du cou, protrusion et battements des yeux, surtout à certains moments de fatigue ou de contrariété ; nystagmus des globes oculaires ; douleurs dans la poitrine s'irradiant jusque dans l'épaule. Quelques fringales. Sueurs des extrémités.

Tous ces phénomènes en restent là, tantôt plus, tantôt moins intenses qu'en octobre 1887, époque où commence à se faire un amendement des symptômes cardinaux notés ci-dessus. A peu près en juin-septembre, quand la malade regardait un objet transparent, placé devant soi, comme un verre, elle le voyait presque toujours un peu à côté de la place réelle occupée par cet objet, et c'était du côté gauche du champ visuel ; un certain effort d'accommodation lui était nécessaire pour le voir en face.

Actuellement, 28 février 1888, *amélioration très prononcée* de tous les symptômes. Ainsi, au lieu de 130 pulsations qu'on avait constatées, à la Charité, en 1885, la malade n'a, à la radiale, que 90-110 battements correspondants à autant de pulsations cardiaques ; le tremblement vibratoire, quand il se montre, est très peu intense ; le goitre, notamment à gauche, et l'exophtalmie sont réduits à un tiers de ce qu'ils ont été ; plus de diarrhée (2) ni de paraplégie. Pas d'altérations articulaires apréciables. Nystagmus provoqué horizontal et vertical ; les pupilles réagissent à une flamme et aux distances, un peu de paresse à la convergence; pas de signe de de Graefe ; pas de blépharoptose. Pas d'adénopathie cervicale ni inguinale. Frottement de péricardite au troisième espace intercostal, médiocre ; roulement présystolique à la pointe du cœur. Sommeil quelquefois agité. Léger

(1) P. Marie. *Des formes frustes de la maladie de Basedow*, 1883, Paris, p. 3 et passim.

(2) Cette diarrhée ne s'accompagnait pas de douleur, son apparition et sa terminaison étaient inopinées ; en un mot, sa manifestation se faisait par crises. Ces crises diarrhéiques spéciales, dit M. Charcot, présentent quelques analogies avec les crises gastriques du tabes. (Leçon 17, 10 avril 1888. — *Policlinique*.)

affaiblissement de la mémoire, émotivité facile. Sensibilité cutanée conservée, réflexes plantaires et rotuliens plus faibles qu'à l'état normal. Amaigrissement, pâleur de la peau et des muqueuses, mais pas de vitiligo.

Une particularité fort importante à signaler, que nous avons réservée tout exprès pour la fin de l'observation, n'est ni plus ni moins que l'existence d'une grossesse de 5 à 6 mois. Et à ce propos, notons que la malade est affectée d'un état de véritable insouciance en ce qui concerne des questions qui ne sont pas relatives à sa grossesse ni aux motifs (promesse et espérance de mariage) de celle-ci; cela, si Mlle Coff... n'est pas contrariée. Opposition et entêtement à l'occasion de certains sujets, même lorsque ceux-ci peuvent lui être agréables. Beaucoup de chagrins de la part de sa mère qui l'a maltraitée. Fonctions digestives à peu près normales.

Il n'est pas besoin d'insister sur les troubles présentés par Mlle Coff... pour montrer que c'est bien là un cas de maladie de Basedow ou de Graves ; en effet, des cinq symptômes fondamentaux : goitre, exophtalmie, tachycardie, tremblement spécial vibratoire rapide et diminution de la résistance électrique, seule, cette dernière nous n'avons pas pu constater ; en plus, la plupart des symptômes de la série *goitre exophtalmique* s'y trouvent, comme on pourra le vérifier à la lecture des travaux de MM. Charcot, Trousseau, MM. les professeurs Grasset, Marie, Ballet, etc. Mais ce sur quoi nous attirerons spécialement l'attention, c'est la modification heureuse que l'apparition de la grossesse a produite sur l'intensité et le développement des phénomènes caractéristiques de la maladie de Basedow; modification d'où est résulté un amendement des désordres plus rapide et certainement plus décisif que celui qui proviendrait des médications appropriées qu'on a l'habitude d'employer dans les cas de ce genre ; on pourrait la qualifier de thérapeutique. Enfin, si, comme l'a dit notre maître (Leçon 10, p. 186, mardi 1888) la grossesse ne passe comme un moyen thérapeutique facile à employer, parce que l'homme, bien que moins souvent que la femme, peut être également atteint de cette névrose générale, il n'est pas moins vrai qu'on aura le droit de conseiller, dans un bon nombre de cas, le développement d'une grossesse dans le but d'obtenir, sinon une guérison, au moins une amélioration plus ou moins prononcée de la maladie et qui peut être *véritablement surprenante* (1).

(1) Dans un travail inséré dans la *Revue de médecine* (nos de mai et juillet 1888), M. le Dr Ballet, professeur agrégé de la Faculté, après avoir démontré par une série d'arguments que les symptômes de la maladie de Basedow ne peuvent pas être expliqués par la paralysie ni par l'excitation des nerfs dépendants du système sympathique, soutient que la maladie en question est primitivement une névrose bulbaire dans laquelle les troubles habituels, *qui en font un des types les plus autonomes de la pathologie*, relèvent d'altérations fonctionnelles bulbo-protubérantielles, spécialement de paralysies nucléaires des pneumogastriques et des centres vaso-moteurs, accompagnées de la suite des phénomènes correspondants. M. Ballet s'empresse de dire que, dans les cas complets, la maladie de Basedow est une névrose à la fois cérébrale, bulbaire et spinale.

X

Quelques notes sur le petit mal et sur ce qu'on désigne du nom de vertige épileptique.

L'épilepsie, névrose à accès paroxystiques, se présente en clinique sous des formes différentes : tantôt elle a comme caractères principaux la perte de connaissance ou des sens, les convulsions toniques, cloniques et la résolution accompagnée du coma apoplectiforme ; tantôt, la perte de connaissance, quelques convulsions plus ou moins légères et les troubles dits vertigineux ; dans quelques cas, l'absence ; enfin, le mal divin peut se manifester par la perte de connaissance et par un délire particulier d'une durée variable et s'accompagnant d'actes plus ou moins violents. Cette dernière variété est du ressort de l'aliénation mentale.

La symptomatologie de cette maladie est dominée par trois phénomènes capitaux : la perte de connaissance, les convulsions et des désordres mentaux, parfois dangereux. De l'avis de la majorité des neuropathologistes, l'inconscience du malade, ses crises durant, est un fait constant, quelle que soit la manifestation épileptique.

Maintenant, qu'on nous permette de rappeler ici que le vertige est un état morbide, dans lequel le malade éprouve un sentiment de déséquilibration imminente, non seulement quant à son propre corps, mais quant aux objets et corps qui l'entourent de près ou de loin ; tout lui paraît instable : il voit son corps osciller ou se déplacer ; le sol s'entr'ouvrir ; le plafond s'agiter comme une surface liquide ou s'effondrer sur lui ; le lit, les chaises se remuer. Le patient, qui vomit fréquemment et a quelques autres troubles, assiste à toutes ces sensations fictives, souvent instantanées, sans perdre sa *connaissance ;* de là, son aspect épouvanté et l'angoisse de sa physionomie, surtout aux moments des paroxysmes.

C'est de la sorte, que des auteurs classiques caractérisent le vertige qui est lié, dans la plupart des cas, à une altération de l'appareil auditif, qu'il s'agisse de sa partie centrale ou de sa partie plus ou moins périphérique ; ainsi l'entendent Trousseau (1), Ménière (2), Triquet, M. le professeur Charcot (3), H. Jackson (4), J. Stewart (5), W. Mitchell (6), etc.

La différence qui sépare les deux maladies est donc très marquée et leurs points de contact très restreints. De fait, d'un côté, — perte de connaissance, subite dans la majorité des cas, convulsions, coma ; de l'autre, — conscience de son état, instabilité inquiétante, titubation et chute.

Par conséquent, l'expression *vertige épileptique* se compose de deux mots qui se repoussent par leur antinomie flagrante, représentant chacun une maladie différente et en clinique et en pathologie.

Il est des épileptiques qui peuvent se rendre compte, jusqu'à un certain point, de ce qu'ils ont éprouvé pendant un accès, une fois qu'ils reprennent leur connaissance ; mais en réalité, à l'occasion de la crise, les relations du malade avec le monde extérieur sont suspendues. L'épileptique ne raisonne pas, il est inconscient ; tout au plus, y aura-t-il quelquefois une apparence de conscience. Ce qu'il y a, assez souvent, pendant les

(1) TROUSSEAU. *Clinique médicale de l'Hôtel-Dieu,* 5e édition, par le professeur Peter, t. III. On y trouve cité Triquet.

(2) P. MÉNIÈRE. Sur une forme de surdité grave, dépendant d'une lésion de l'oreille interne. *Bull. de l'Acad. de méd.*, janv. 1861, p. 241.

(3) Voir *Revue de médecine,* 1881, p. 796, où la description donnée par M. Charcot se trouve résumée et appuyée par MM. Féré et Demars, et 3 des *Policliniques du mardi,* à la Salpêtrière, 1888.

(4) On vertigo. *Brain*, 1884-85.

(5) *Clinical lectures on giddness,* 1884.

(6) Cité par GRASSET. *Traité des maladies nerveuses,* 1886.

crises épileptiques, c'est une conservation plus ou moins complète de la mémoire, un degré variable d'amnésie, relativement à des sentiments intenses qui peuvent exercer une influence quelconque dans l'exécution d'actes violents ou criminels, sentiments qui existaient à l'occasion où les manifestations de la névrose ont éclaté. Cela ressort des observations de Echeverria, de Falret (J.), de Delasiauve, Legrand du Saulle, des leçons de MM. Charcot et Magnan.

Dans une note sur les *actes impulsifs des épileptiques*, dans laquelle il consigne un fait intéressant, M. Féré montre qu'un comitial peut, à la suite d'une de ses crises, se reconnaître l'auteur d'un acte impulsif, indifférent ou sérieux, commis au moment de l'ictus, et l'expliquer même avec une lucidité bien faite pour faire croire à la conservation de la conscience, alors que celle-ci était absente (1).

Enfin, M. le professeur Charcot affirme n'avoir jamais observé du vertige avec perte de connaissance et sépare sans la moindre hésitation les deux maladies (2).

Les trois cas que nous allons donner représentent la forme ordinairement nommée en clinique *vertige épileptique*.

Obs. I. — Man..., brésilien, 25 ans, négociant.

Père, 59 ans, coliques probablement hépatiques ; dyspeptique avéré. Oncle paternel bizarre. Mère morte à 45 ans, des suites d'un cancer de la matrice. Grand-père atteint de lithiase et d'affection vésicale ; grand'mère maternelle eut une tumeur de la matrice de nature épithéliale (?), morte rapidement.

M... a eu onze frères et sœurs. Cinq morts d'affections diverses, parmi lesquels figurent des convulsions en bas âge. Parmi les survivants, la première, âgée de 27 ans, a eu, après son mariage, des crises hystériformes. Au moment de son troisième accouchement, elle eut des hallucinations visuelles et auditives, un affaiblissement de la mémoire. La seconde a des manifestations d'hystérie. Les au-

(1) Ch. Féré. Note pour servir à l'histoire des actes impulsifs des épileptiques. *Revue de médecine,* 10 février 1885.

(2) Weill. *Des vertiges,* 1886, p. 34, 60. M. le Dr Weill cite encore, à l'appui du même avis, Jones (*On functional nervous desorders*), Mac Bride, *Ed. med. Journ.,* 1880, t. XXV, etc.

tres se portent plus ou moins bien. M..., troisième enfant, urina assez souvent au lit, dans ses premières années, fut peureux et contracta, à 10 ans, la rougeole ayant duré une vingtaine de jours. C'est vers cette époque (1870) que le malade éprouva, pour la première fois, à la partie moyenne de la région sternale, la sensation d'une certaine *quantité d'eau sucrée*; celle-ci ne se trouverait pas répandue, elle formerait une *colonne* qui montait vers le cou, mais n'y arrivait pas, le malade ayant, avant cela, perdu connaissance et s'étant affaissé un peu. Vingt secondes s'étaient à peine passées que M... recouvre sa connaissance et, malgré un certain degré d'obnubilation mentale, le malade peut reprendre le chemin de sa maison; mais, ce faisant, il eut une tendance assez notable à s'égarer de sa route, tendance dont il ne se rappela point, une fois l'accès terminé. Pas de convulsions notables.

Dans la suite, ces accidents nerveux se reproduisent de temps en temps en se répétant un nombre de fois variable, pendant 3 ou 4 jours successifs. Ainsi ils se répètent 10, 12 fois le premier jour; 4, 6 fois le second; 1, 2 le troisième; enfin le quatrième jour, le malade ressent à peine un malaise plus ou moins incommode et durant 24 ou 36 heures. Il y a là de véritables petites séries.

Dans un certain nombre de ces accès, le sentiment de la colonne sucrée est plus vague et n'est pas suivi de perte de connaissance; alors le malade sent, dans la figure, une bouffée de chaleur assez forte, diminuant progressivement et s'évanouissant au bout de quelques minutes.

A l'âge de 14 ans, au moment où il faisait une multiplication sur un tableau de la classe, le malade éprouve la sensation du liquide, perd connaissance, s'arrête, reste debout, écrit quelque chose en dehors du sujet de son exercice et dont il ne conserve après aucun souvenir: cela lui attire de la part de son maître d'école -- un prêtre — une punition brutale à l'aide de la férule; le patient ne s'en est rendu compte que deux heures après l'accident, alors qu'il ressentait les fâcheuses conséquences de son *religieux* châtiment.

Deux ans après, 1876, il entre dans une maison de commerce de Rio-Janeiro, dans laquelle il n'a eu à subir ni de fortes contrariétés, ni d'excès de travail. Les phénomènes nerveux continuant à s'y manifester, dans les mêmes conditions de durée et d'intensité, il consulte divers médecins de Rio qui, d'après Man..., ont méconnu sa maladie.

Au commencement de 1879 — il avait 18 ans — le malade part pour Lisbonne, d'où 10 mois après il retourne à Rio n'ayant pas trouvé là de remèdes à ses maux. Pendant son séjour en Portugal, ses camarades, sachant qu'il a commis des excès d'onanisme, le prennent comme sujet de leur raillerie ; le malade en est affligé et a eu des idées de suicide. Pendant trois ans il reste sous le coup d'une forte dépression morale qui le poussait à se cacher du monde et à l'éviter. A ce moment les troubles antérieurs se modifient notablement, car on a vu quelques tressaillements dans la face et les membres.

En 1884, il se voit obligé de quitter les affaires, sa mémoire s'affaiblissant avec une certaine rapidité ; il lui est impossible de faire un calcul, même simple, car, dit-il, il me paraît y avoir entre mon front et ma cervelle un voile qui m'empêche de penser. Jamais il n'aurait pissé au lit ni dans son pantalon pendant ses crises ; jamais il ne s'est mordu la langue.

En octobre 1885, M. le Dr Bastos l'examine, croit qu'on a affaire à des manifestations épileptiques, et lui prescrit le bromure de potassium, suivant à peu près la méthode de M. le professeur Charcot. Ce traitement est suivi avec de petites interruptions pendant cinq ou six mois. Les accès sont modifiés d'une façon marquée en ce qu'ils ont diminué de nombre, d'intensité ; ils ne reviennent que tous les mois et, pendant janvier et février 1886, le malade n'a eu qu'un accès ; au lieu de seize répartis en quatre jours, il ne présente actuellement que trois ou quatre accès. Ceux-ci sont suivis d'une céphalée intense et de l'émission d'une grande quantité d'urine très claire.

Description d'un de ses derniers accès (avril 1886). — Sentiment de liquide sucré (en colonne) partant du milieu de la région sternale ; parfois sensation de chaleur à la face, survenant rapidement ; alors, le malade quitte ce qu'il est en train de faire, se dirige vers sa chambre, l'ouvre et se couche convenablement dans son lit. Il lui est quelquefois arrivé de se trouver, au moment de l'accès, dans un étage situé au-dessous ou au-dessus de celui qui contient sa chambre ; alors il prend l'escalier y conduisant, le monte et se couche, comme s'il s'y trouvait dès le commencement de son accès. Rarement de secousses légères dans le visage ou dans un des membres. Une fois sur son lit, il souffle deux ou trois fois, bâille et si on lui adresse quelque question il donne des réponses courtes, ensuite il s'endort. Il se réveille, deux ou trois heures après, d'un sommeil dans lequel il ne prononce aucun mot, il est à peu près dans un état normal. Pas de miction ni de morsure de la langue. Il ne garde *aucun souvenir* de ce qui s'est passé.

Appétit incertain, pas d'embonpoint ; fonctions digestives un peu languissantes. Front un peu étroit, point d'*asymétrie fronto-faciale.*

Obs. II. — Mlle A..., 36 ans, admise dans le service de M. le professeur Charcot, salle D. B., en 1885.

Père, 75 ans, sujet aux hallucinations de la vue ; original. *Mère*, enceinte de huit mois de A..., ressentit, en voyant le cadavre de son frère aîné tué dans une agitation populaire, une grande dépression mêlée de peur ; se suicide, en 1874, âgée de 54 ans, sans motif sérieux. Une *tante* maternelle eut la même maladie que moi, dit A...

Celle-ci naît de huit mois, n'accuse aucune de ces maladies fréquentes dans l'enfance. Difficile à élever, chétive jusqu'à la puberté. Réglée à 13 ans. En 1871, un obus éclate dans une boulangerie appartenant à ses frères, en blesse deux ; la malade, présente au péril, est prise de frayeur.

A l'âge de 23 ans (1876), premiers phénomènes nerveux : perte de connaissance, chute, convulsions, morsure de la langue ; ils reviennent de temps en temps, tantôt plus, tantôt moins accentués.

A son entrée dans le service, A... tombait souvent dans des crises convulsives se développant, à peu près, comme il suit : palpitations cardiaques, malaise, parfois étourdissements ; puis, au bout de 2 à 5 minutes, pâleur, cri unique, perte de connaissance et raideur, chute, écume légèrement sanglante à la bouche, convulsions cloniques assez marquées, morsure de la langue, deux ou trois ronflements, coma, torpeur et retour *progressif* à l'état ordinaire. Ces accès revenaient rarement et, quelquefois, ils se répétaient une ou deux fois au moment des *décharges* (H. Jackson). Un détail important, c'est que, parfois, il y avait un intervalle assez long entre le début de la perte de connaissance et le commencement du *tonisme* précédé alors d'une simple tendance à la raideur ; la chute avait *déjà eu lieu* pendant cette dernière. Quelques mois après, on s'est aperçu que, outre le grand mal, la malade présentait des manifestations du petit mal, de ce qu'on appelle *vertige épileptique*.

Actuellement (novembre-janvier 1887), les symptômes du grand mal sont très rares, tandis que ceux du petit mal sont beaucoup plus fréquents qu'il y a un an. 3, 7 gr. de Kbr. par jour.

Description d'un de ses accès. — Sentiment de lourdeur dans un de ses membres supérieurs, qui est en même temps engourdi — ce trouble n'est pas constant ; éblouissement de plus en plus fort, pâleur du visage pouvant manquer, souvent possibilité de chercher un appui (chaise, etc.), possibilité de s'asseoir, perte de connaissance, des secousses passagères dans la figure et l'une des moitiés du corps (ordinairement, côté gauche, tête tourne à droite), léger glissement sur la chaise sans tomber à terre ; alors, la malade profère distinctement et, sans varier, les mots : *maman me le dit*, *maman me le dit.* Puis, quand une minute s'est passée — presque toujours moins, presque jamais plus — elle se lève, range les objets déplacés, quels qu'ils soient, jusqu'au moment où une infirmière la fait coucher, ce à quoi elle n'oppose pas de résistance. Si la malade ne *voit* aucun objet dérangé, elle défera son lit ou un autre pour l'arranger ensuite. Elle n'a pas encore pris sa connaissance, celle-ci ne revient que progressivement.

Périphérie de la tête (le ruban passe entre le pavillon de l'oreille et le temporal) = 0,50 cent. Distance de l'orifice externe d'un conduit auditif à l'autre — le ruban passe par le bregma = 0,33 cent. Distance de la racine du nez à la protubérance occipitale externe = 0,375 millim. Pas d'*asymétrie fronto-faciale.*

Obs. III. — Mme Blen, 52 ans, admise dans le service de M. Charcot, salle G. Bernard, en février 1886.

Père original. Une de ses grand'tantes fut aliénée (?). Pas d'autres antécédents. Pas de convulsions en enfance ; rougeole à 4 ans ; à 34, fièvre typhique. La malade fut difficile à élever. Réglée à 12 ans ; à l'âge de 38 ans, 1873, à la suite d'une émotion fort désagréable elle tomba sans conscience, crie, se débat en convulsions intenses, urine sous elle, se mord la langue et est lente à revenir. A ce moment sa menstruation se suspend et, ne revient plus. De 1873 à 1885, elle présente des manifestations plus ou moins accentuées du grand mal ; mais peu de temps après son entrée à la *Salpêtrière*, elles se modifient assez rapidement et font place aux troubles dont l'ensemble est dit *vertige épileptique.* Ainsi, elle est prise tout à coup de perte de connaissance, s'assied à terre, ou sur une chaise, sur laquelle elle glisse un peu, grimace légèrement, a parfois quelques secousses aux membres, ne pisse ni ne se mord pas la langue ; puis elle cherche à *ramasser* quelque chose sur les genoux d'une de ses voisines ou sur un meuble quelconque, se lève et se livre à un *exercice* calqué sur celui de Mlle An. ; seulement, il est moins vif et plus court que celui de la dernière. Aussi, dans la salle où se trouvent les deux malades, après que l'une d'elles vient de faire ses *promenades de rangements inconscients*, dit la seconde, et d'une assez bonne humeur : *tiens, c'est ton tour ; à moi de voir !*

Notons que, à son arrivée à la salle C. B. An. y a trouvé Blen, dont les accès étaient déjà modifiés.

Fonctions végétatives régulières. Bosses frontales un peu saillantes, comme celles de An...

I. — M... appartient, par le côté paternel, à la famille neuropathique et, par le côté maternel, il descend de personnes entachées plus ou moins du vice arthritique.

C'est entre 10 et 11 ans, qu'il présenta les premiers syndromes épileptiques et il se trouve ainsi dans les conditions assignées aux épileptiques par le professeur Lasègue ; mais M... ne possède pas l'asymétrie fronto-faciale que cet auteur considérait comme devançant une malformation de la région cervico-occipitale cause pour lui de l'épilepsie survenant entre dix et vingt ans.

Jamais M... n'a présenté les convulsions ni les autres signes du grand mal. Il est sujet, dès son premier accès, au syndrome clinique que les auteurs dénomment vertige épileptique, c'est-à-dire qu'il perd toujours connaissance, a rarement de très légères convulsions, ne tombe pas, *s'achemine vers sa chambre* où il s'endort pendant deux ou trois heures. Or, dans le vrai vertige il n'y a pas d'*inconscience*, donc on n'a pas le droit de commettre une contradiction qui prête certainement à la confusion.

Dans les allures de son petit mal, M... a quelque chose rappelant certaines manifestations du somnambulisme provoqué.

II. — Mlle An. est, par ses ascendants, d'une *race névropathique ;* sujette d'abord aux manifestations du grand mal, celles-ci ont diminué peu à peu et actuellement son mal caduc se manifeste presque toujours sous la forme dite *vertige épileptique.*

Pendant celui-ci elle n'a jamais sa connaissance (du moins presqu'à ce moment) ; même après sa crise elle ne se souvient de rien (cas de M. Féré) : on voit que c'est courir à l'établissement d'une confusion que la logique nosographique ne permet pas.

Notre malade, qui n'a exercé encore aucune violence ni d'acte agressif, présente, pendant son vertige, des allures somnambuliques plus accentuées et plus curieuses que celles du malade précédent. Ses accès se montrent de préférence entre deux et neuf heures du matin.

III. — Mêmes remarques, ou à peu près, relativement à Mme Ble...

En effet, les manifestations de son *vertige épileptique* sont très analogues à celles d'Ann.

Les accès, chez elle, se sont montrés au delà de 22 ans et nos malades n'ont pas la malformation signalée par Lasègue.

IV. — En résumé, si on s'accorde, comme il est désirable, à n'appliquer le mot *vertige* qu'à la maladie nerveuse dont la forme la plus nette — le type — est fourni, en clinique, par l'affection de Ménière (M. Charcot), dans laquelle on ne constate pas d'inconscience (1) ; si, d'autre part, il est certain que la perte de connaissance est la *loi* dans les manifestations du mal comitial, où il existe d'autres symptômes non constatés dans le vertige, il y aurait tout avantage à désigner toutes les manifestations épileptiques, ne constituant point le grand mal, sous la dénomination ou chef de petit mal, excepté la forme étudiée spécialement en aliénation mentale.

Ainsi, au lieu de vertige épileptique et d'absence on pourrait dire : *petit mal épileptique.*

(1) Dans aucun des cas donnés par MM. Féré et Demars — ils sont très nombreux - la perte de connaissance n'est jamais notée. *Revue de médecine*, 1881.

XI

Sclérose systématique postérieure (tabes ataxique). Troubles hallucinatoires : idées de persécution, idées de grandeur. Amélioration du délire. Amnésie consécutive et transitoire. Quelques symptômes de sclérose latérale. Affaiblissement mental simple, sans démence.

Les troubles hallucinatoires, les idées délirantes et leurs multiples manifestations, comme le délire de persécution et les accès maniaques, s'observent avec une fréquence assez grande pendant le cours ou à la suite de l'hystérie — major ou minor — de l'épilepsie, de la maladie (chorée) de Sydenham (1), etc. Ces troubles se présentent aussi dans le cours des maladies dites à *materia*, c'est-à-dire des maladies à lésions plus ou moins évidentes, constatées par les instruments grossissants ; ils y sont plus rares que dans les névroses et ne sont souvent que des complications, particularité qui augmente leur intérêt pratique.

Nous mettons de côté les différentes modalités de l'encéphalo-myélite chronique et les diverses espèces d'aliénation mentale, dans lesquelles les conditions du fonctionnement hygide du cerveau étant plus ou moins altérées, les troubles mentaux qui en découlent sont habituels et bien connus.

Les troubles en question furent, jusqu'à un certain moment, tenus comme fort rares dans la symptomatologie du tabes dorsalis ataxique et leur absence était même un signe de la maladie de Duchenne (de Boulogne), au même titre que la conservation de la force musculaire ; on sait aujourd'hui que les

(1) Christian. Cas de chorée accompagnée d'hallucinations sensorielles. *Union médicale*, 1873, Paris.

manifestations paralytiques constituent la troisième période de la sclérose systématique postérieure de la moelle, en dehors des formes anormales hémiplégiques. Topinard est un de ceux qui mentionnent les hallucinations des sens et le délire de persécution dans le tabes dorsalis (1); ensuite Obersteiner, Lereboullet, M. le professeur Pierret et son élève Rougier, M. Rey, M. Raymond, agrégé de Paris, ont parlé de quelques états délirants plus ou moins transitoires.

Nous avons eu, en novembre 1887, l'occasion d'observer, à l'asile de Vaucluse, où nous étions interne, un tabétique arrivé à la période ataxique, lequel présenta six ans auparavant des perturbations intellectuelles, de l'ordre de celles auxquelles nous faisons à ce moment-ci allusion. Ce malade s'achemine vers la démence, mais d'une façon bien lente. Voici les détails de son histoire :

Obs. — Beauf..., 52 ans. Apprenti horloger jusqu'à 17 ans, s'est mis alors dans le commerce où il perfectionne et invente divers objets comme le corset, en 1866, la crinoline articulée, ressort des plastrons, etc. Le 11 juillet 1881, on le transfère de l'asile Sainte-Anne dans celui de Vaucluse, service de M. Camuset, médecin de la section des hommes.

Antécédents héréditaires. — Père mort à 42 ans, à la suite d'un fort traumatisme sur la nuque (poutre qui tombe) ; mère, varices volumineuses aux membres pelviens, 82 ans ; grand-père paternel, espagnol, mort à 36 ans ; grand'mère maternelle, buvait souvent, surtout l'eau-de-vie, cherchait à se raisonner, mais revenait à ses écarts ; frère mort à 2 ans de convulsions ; sœur morte de la poitrine.

Antécédents personnels. — Convulsions pendant la dentition ; peu de temps après rougeole intense. A 17 ans, blennorrhagie qui récidive quelque temps après. Entre 19 et 20 ans (1856) sensation pendant quelques mois de chaleur aux pieds, cuisante ; de là, l'idée de mettre ses jambes et ses pieds sous la fontaine d'un robinet, ce qui lui procurait du soulagement. En 1871, à l'âge de 35 ans, apparition de douleurs fortes, déchirantes dans les pieds : *on dirait qu'on m'arrachait et on me tordait les nerfs et la chair ;* en même temps,

(1) Topinard. *De l'ataxie locomotrice.* Paris, 1864.

érections fréquentes, se répétant souvent dans la journée : *il me suffisait de sentir une femme auprès ou à côté de moi pour que l'érection me vînt* ; alors et sans qu'il pensât au coït, il s'apercevait que quelque chose de *froid* le dérangeait au niveau des cuisses, se retirait de sa table de travail pour examiner l'endroit *mouillé* ; il y trouvait du sperme et, quelquefois, une petite quantité d'urine; cette issue du sperme ne s'accompagnait ni de saccades expulsives ni de sensations voluptueuses. A d'autres moments, pendant la miction, il notait que l'urine était blanchâtre, il croyait qu'il y avait du sperme mélangé à l'urine. Au bout de 3 ans, les douleurs et les autres troubles des jambes disparaissaient presque totalement au point que Beauf... se trouvait se porter régulièremet ; seuls les phénomènes génito-urinaires persistaient encore bien qu'atténués.

Vingt ou trente jours après l'amélioration des douleurs, le malade est pris d'une sensation de chaleur intense aux mains et aux pieds, accompagnée d'une démangeaison presque intolérable aux régions palmaires et plantaires; il appelait sa bonne pour lui chatouiller et même gratter pendant un ou deux quarts d'heure les mêmes régions, il découvraitses membres et en appliquait les extrémités sur les endroits frais et froids entourant son lit. Ces phénomènes étaient surtout marqués la nuit. Déjà à cette époque (1873) ses jambes commencent à *sauter* quand il est couché.

A peu près en 1875, alors que B... devait s'abaisser pour ramasser un objet qui venait de tomber à terre, le mouvement de flexion des membres inférieurs commençait comme chez une personne à l'état sain, mais une fois arrivé à mi-chemin, le mouvement se précipitait, se hâtait presque toujours et se terminait rapidement jusqu'à ce que le malade se trouvât, pour ainsi dire, accroupi et qu'il pût toucher son objet. Parfois cette précipitation du mouvement était plus rapide encore, l'abaissement était vraiment brusque et le malade tombait lui-même à terre, à côté de l'objet qu'il allait prendre. Un an après, à l'âge de 40 ans, il eut à la verge, les excroissances dites *crêtes de coq*. Dans le courant de 1877 et de 1878, sa marche fut troublée, difficile au point qu'il faisait des zigzags, comme une personne ivre, il titubait même quelquefois ; alors, quand il allait aux douches, il se faisait aider d'une personne qui lui donnait le bras. Il consulte M. le Dr Martin, qui diagnostique l'*ataxie locomotrice progressive* et lui ordonne du seigle ergoté, de la strychnine et des bains sulfureux ; un autre médécin lui suprime ces substances et lui prescrit le bromure de potassium et les douches.

Comme il était obligé de faire des courses et qu'il ne pouvait marcher qu'avec une grande difficulté, il prenait souvent une voiture ; alors, sentiment de froid ou frisson, éblouissement, *scintillement* (vocable du malade) des yeux ; en plus le cœur s'en allait, il perdait la connaissance de soi-même et avait une sensation vertigineuse, et s'imaginait mourir ; cela lui causait de vives appréhensions.

Les désordres de la marche diminuent rapidement — en une vingtaine de jours — après avoir duré environ 13 mois ; le malade peut, au bout de huit jours, faire, sans s'asseoir pour se reposer, le trajet entre la maison Pascal et la rue d'Aboukir; pour cela une heure un quart. En même temps que la démarche s'améliorait, les douleurs déchirantes revenaient dans les jambes et les pieds, comme au début, mais plus durables et provoquant un cri plus long, en sorte que quand les sensations de torsion, de déchirure se rapprochaient les unes des autres, deux cris se touchaient et, pour ainsi dire, se confondaient. Ces douleurs retentissaient *comme un écho*, dans les genoux. A cette époque, apparition de plaques de vitiligo aux mains, au scrotum et à la verge. En plus, quelques perturbations nouvelles se présentent : envies fréquentes d'aller à la garde-robe, si fréquentes que le malade n'en doit pas ajourner le moment ; il ne reconnaît pas que les matières viennent de franchir le sphincter. La nuit, il se réveille assez souvent souillé de déjections alvines, échappées inconsciemment pendant le sommeil. A partir de ce moment, il ne peut rester assis, s'il ne se sent appuyé par ses pieds contre le sol, par ses coudes sur la table, etc. ; autrement, il aurait perdu son équilibre, car il lui semblait être assis sur plusieurs *boules gonflées qui roulaient au moindre caprice et allaient s'échapper.*

Le 27 octobre 1880, à l'âge de 40 ans, admis dans la salle St-Jean, service de M. le Dr Ollivier, à Necker, le malade y est mis à l'usage de la strychnine, du chloral, on lui applique des pointes de feu, etc. Quelques jours plus tard, éruption de papules aux bras, aux épaules, au niveau desquels elles poussaient comme si on les avait dessinées au pinceau ; pas de fièvre ni de vomissements ni de douleurs ; durée 8 jours. Diminution des selles diarrhéiques. Les douleurs des membres pelviens sont très fortes et on lui fait des piqûres de morphine. Le malade commence à se servir tantôt d'une canne et d'une béquille, tantôt de deux béquilles. A ce moment, un malade lui dit que, à l'Hôtel-Dieu, le salicylate de sodium est employé avec bons résultats contre les douleurs ; notre malade ne songe qu'à venir dans cet hôpital, où il est reçu quelques jours après, salle St-Christophe, service de M. le professeur Sée ; cela se passe en janvier 1881. En effet, on lui prescrit le salicylate, des injections de morphine et des bains sulfureux ; M. Thalamon constate un retard dans les sensations, une modification du sens musculaire et un peu d'*exagération* des réflexes rotuliens. Le malade est irritable, énervé et nous a déclaré que l'infirmier qui lui faisait les injections prenait de l'eau chaude pour remplir la seringue. Les selles diarrhéiques cessent.

En mars, Beauf... est admis, salle St-Louis, service de M. le professeur Fournier, où le diagnostic d'ataxie locomotrice est confirmé ; administration d'iodure de potassium, de pilules d'hydrargyre et de pilules de nitrate d'argent. Il souffrit alors des *douleurs en torsion, en arrachement et en tiraillement,* aux membres abdominaux ; deux injections de morphine par jour.

A la fin de juin, des phénomènes d'un autre ordre se présentent : le malade se plaint au médecin qu'un de ses compagnons — celui qui était en face auquel on faisait aussi des piqûres de morphine — jette de la morphine sur les rideaux et les couvertures de son lit ; le lendemain, il se plaint que son voisin d'à côté, ayant un chancre à la verge, l'avait pris de force, la nuit, pour se livrer à un pseudo-coït ; en même temps il accuse les malades et l'infirmier de se moquer de lui. De plus, il voit les objets *colorés en violet* : les lits, les draps et même les *gouttes de morphine* qu'il *reçoit* sur la figure et les bras. Un jour, vers 9 heures du soir, quand le gardien de nuit se substitue à celui de jour, le malade croit que ce dernier avait été renvoyé pour lui avoir fait des misères et des taquineries et qu'il lui adresse, en partant, des paroles grossières et même des menaces ; il croit enfin que le gardien s'est brûlé la cervelle dans une des cours de St-Louis. C'est pendant son séjour à cet hôpital que ses dents, qui n'étaient pas gâtées ou qui l'étaient à peine, commencent à branler. Constipation opiniâtre réclamant des lavements purgatifs.

Toutes ces manifestations délirantes se continuant les jours suivants avec une tendance à augmenter, Beauf... fut transporté à l'asile Ste-Anne, service de M. le Dr Magnan. Il est mis dans une chambre à part où il s'agite, il se cogne, il ne reste pas sur son lit, se cache au-dessous de celui-ci, se débat contre les gardiens qui le tiennent, parle de morphine et répond à des questions que lui adressent des êtres imaginaires, dont il a peur. Placé dans une autre chambre, dans le plancher de laquelle on a disposé des matelas et où il n'y a pas de lit, il n'est pas moins agité, et, de plus, *voit* et *sent* des vapeurs de soufre brûlé qui l'étouffent, il *voit* de la *morphine tomber des jointures du plafond.* Les selles diarrhéiques reviennent, le malade s'aperçoit qu'elles vont s'échapper et qu'il ne peut pas les retenir.

Le 11 juillet, 12 jours après son arrivée à Ste-Anne, Beauf... est transféré à l'Asile de Vaucluse ; il est assez calme pendant le parcours en voiture, car il croyait qu'on l'emmenait dans le département de l'*Ain* voir sa tante, très riche. C'est le moment de noter que, dès le commencement de son délire, il s'imaginait appartenir à une des familles nobles de France, et être un des cousins de M. le comte de B... ; il prétendait qu'on devait lui avoir beaucoup d'égards et lui rendre même quelques hommages.

A Vaucluse, il est placé dans le quartier des gâteux, où son agitation redevient aussi prononcée et même plus prononcée qu'à Ste-Anne ; il adresse aux gardiens des insultes et des menaces se traduisant quelquefois par des violences ; il croit que les autres malades le regardent avec une persistance inconvenante et s'entretiennent de sa personne. Beauf... les fixe fortement, *les endort*, ce qui suffirait pour faire *disparaître* ces impertinents. Le soir, entre 7 et 8 heures, quand on faisait monter au premier les malades qui y couchaient, il se figure que c'étaient les internes de St-Louis ou de Ste-Anne qui allaient se placer au-dessus du plafond de la salle où il se trouve, pour peser sur le plancher du premier, correspondant à ladite salle, afin de le faire crouler sur lui pour l'écraser ; qu'on avait mis exprès, soit dans l'une des chambres des internes, soit dans celle du gardien, des machines électriques qui lui causaient des douleurs plus ou moins vives au tronc (douleurs en ceinture) et aux membres. Alors, il se lève, écarte son lit du mur, le remue pour déranger le contact des fils conducteurs et interrompre ainsi le courant ; il crie : *Assez, assez, les assassins ! c'est comme ça qu'on me remercie des n... francs que je vous ai prêtés !* Un peu plus tard, en entendant le sifflet d'une des locomotives, qui constamment passent à courte distance de l'asile, il est persuadé qu'il s'agit d'un bateau-mouche et croit voir *la Seine* en dehors et à côté des murs du quartier, casse quelques carreaux pour se jeter à la nage dans le fleuve, crie au secours, mais à ce moment il est retenu par des gardiens qui lui appliquent les attaches des bras et des mains. La nuit, un des gardiens qui revenait de la fête du 14 juillet, ne pouvant pas dormir dans sa chambre, voisine du lit du malade, s'impatiente et se livre à des violences sur la personne du malade en lui appliquant des coups de poing et de genoux ; ce ne serait, du reste, pas la première fois qu'il était maltraité. Nous ne savons pas si cette accusation est fondée.

Le lendemain, Beauf... fait de nouveau allusion à *la Seine*, dit la voir, se lève de son lit, court sans béquilles, sort dans la cour, fait une dizaine de mètres, en criant qu'il va se jeter à l'eau, et s'affaisse. Il lui semble que ses pieds marchent sur du caoutchouc gonflé qui le soulevait, et l'aidait à marcher : « *J'étais presque aussi léger qu'une plume* ». Le malade est conduit dans son dortoir et surveillé tous les instants par deux des gardiens qui ne le quittent plus. A d'autres moments, dès qu'il voyait les escaliers des arcades communiquant les quartiers entre eux, il croyait voir les ponts de la Seine et accusait le monde d'avoir massacré ses parents et de les avoir jetés ensuite dans l'eau.

Les jours suivants, ces perturbations et manifestations délirantes s'appaisent graduellement, le malade a un peu plus de sommeil, son calme commence à réapparaître et, le 23 juillet environ, il a repris sa connaissance et une bonne partie de son jugement. Les premières semaines qui suivirent la terminaison de son délire, le souvenir qu'il en garde n'était pas précis, car il lui paraît sortir d'un rêve, nous a-t-il affirmé. Ce n'est qu'au bout de quelques mois, et après avoir réfléchi à tous les événements qu'on lui attribue, et qu'il entrevoit, que Beauf. a fini par se convaincre qu'il venait de traverser un crise très sérieuse dans son existence.

Les forces reviennent en partie, il peut marcher en se servant de béquilles ; en mars 1882, il se sert d'une canne et d'une béquille qui soutient le côté droit, le moins fort. A cette époque, il accuse une sensation de froid assez vive, accompagnée de frissonnements, pour qu'il demande à se recoucher; ce qui constituait la meilleure façon de se réchauffer. Ses doulours fulgurantes, en particulier les douleurs en ceinture, disparaissent presque complètement durant presque cinq ans, c'est-à-dire qu'elles ne sont de nouveau intenses qu'au commencement de 1886.

De 1884 à 1886, Beauf.. est pris d'une *diarrhée continuelle allant parfois jusqu'à* 10 *garde-robes* par jour ; elles étaient précédées d'une certaine envie inconstante et capricieuse, toujours pressantes et presque toujours plus nombreuses le matin. Cette diarrhée n'existe plus aujourd'hui, mais les garde-robes sont précédées d'une longue envie.

État actuel (nov. 1887). — *Sensibilité :* les frôlements de la surface cutanée, surtout sur le dos et les membres inférieurs, sont évités par le malade qui les trouve quelque peu désagréables. Si l'on pince ou l'on pique la peau des membres inférieurs on attend jusqu'à 4 secondes avant qu'il accuse les sensations correspondantes ; ce retard est moins marqué dans les autres parties du corps. Le malade apprécie mal les pincements des membres en ce sens qu'il s'abuse sur les endroits excités d'où part l'impression.

Chatouillement des plantes des pieds et réflexe crémastérien abolis ; réflexe tendineux du genou et du tendon d'Achille absent. Signe de Romberg et signe d'Argyll-Vincent très nets. Sensation de boules gonflées entre les fesses et la chaise sur laquelle il s'assied ; ces boules *roulent* quelquefois en lui rendant sa *position un peu incertaine.* Quand le malade est assis sur une chaise, les plantes des pieds sur le plancher, il n'est pas sûr de soi-même qu'après avoir regardé la position de ses pieds, qu'il tienne ou qu'il ne tienne pas ses coudes appuyés sur une table voisine. Sensation de velours quand il pose les pieds par terre. Diminution prononcée du sens musculaire.

Crises de douleurs fulgurantes plus fortes dans les membres, plus dans les membres pelviens que dans les thoraciques ; elles sont séparées les unes des autres par des intervalles plus courts en hiver ou par les temps humides, que dans les conditions opposées ; le malade les accuse même dans le périnée et les organes génitaux externes, où ces douleurs sont plus supportables et dont les fonctions sont bien affaiblies. Douleurs térébrantes dans les genoux, quelquefois dans les hanches et les jointures des pieds, elles font souffrir énormément le malade. De temps en temps, quelques embrouillements d'estomac suivis par moments de nausées ; des douleurs lancinantes à l'intérieur des yeux, s'irradiant du côté des tempes. Hyperesthésie dorsale ; sensibilité émoussée des mains et des faces palmaires des avant-bras.

Force musculaire des membres, qui sont amaigris, notablement diminuée ; leurs mouvements d'adduction, d'abduction, de flexion, d'extension, de supination conservés bien que, à certains moments, ils manquent de précision. Le malade jette ses pieds et ses jambes, il talonne et, pour marcher avec quelque confiance, il se sert d'une canne ou d'un bâton. Luxe des mouvements des mains et des doigts quand il prend un objet, phénomène signalé par M. Charcot. Strabisme interne de l'œil droit s'accentuant pendant les crises douloureuses. Secousses générales des membres et du tronc quand le malade est couché ; on les voit soulever les draps du lit ; ces secousses se montrent aussi, le malade assis, aux membres inférieurs, quoique les réflexes rotuliens soient absents ou presque absents.

Pas d'arthropathies ; pas d'atrophie notable de la langue, bien que la parole soit un peu embarrassée. Chute de quelques dents. Fonctions digestives à peu près conservées ; appétit irrégulier ; désirs sexuels presque disparus (anaphrodisie). Un peu d'amnésie. Physionomie exprimant la souffrance et un découragement résigné.

Nous ne croyons pas devoir insister sur les phénomènes morbides présentés par Beauf.. et notés ci-dessus pour affirmer que nous nous trouvons en face d'un homme qui a été atteint depuis fort longtemps d'ataxie locomotrice progressive, compliquée de certaines altérations cérébrales et d'accidents mentaux correspondants. Les premiers phénomènes tabétiques remontent très probablement à l'année 1857, au moment où il commença à éprouver une chaleur si cuisante aux pieds qu'il était presque obligé de les plonger dans l'eau froide; Beauf. avait alors 21 ans, ce qui veut dire que c'est là un tabes ataxique précoce.

Or, le malade ne connaissant pas tous ses parents et M. le professeur Charcot ayant montré par un assez grand nombre de faits que les ataxiques précoces comptent très souvent parmi leurs ascendents directs, un ataxique ou un paralytique général, nous avons, jusqu'à un certain point, le droit de considérer comme assez probable l'existence, chez un des proches parents de Beauf. d'une des deux maladies dont nous venons de parler. De plus, sa grand'mère était *au moins* alcoolique; au moins, disons nous, car, d'après les renseignements du malade, il est probable qu'elle a été une dipsomane; si cela était, nous aurions un bon contingent héréditaire.

Au moment où nous décrivions les symptômes dus à l'*altération des diverses sortes de sensibilité,* nous avons dit que Beauf... avait des selles diarrhéiques, soit dans le commencement de la maladie, soit dernièrement, en pleine période d'ataxie; ces selles diarrhéiques se sont montrées par accès et peuvent, pensons-nous, être rapprochées de celles qu'on voit souvent dans le cours de la maladie de Basedow. « Ce qui rapproche les deux affections » dit M. Charcot, à propos des crises gastriques tabétiques et des crises diarrhéiques de la Basedow, « c'est leur apparition sous forme de crises, dont le début s'accuse tout à coup inopinément et dont la terminaison également soudaine est suivie, sans transition, du retour à l'état normal » (1). Beauf.., a eu et les crises gastriques, c'est-à-dire, des vomissements accompagnés de douleurs abdominales et dorsales, et les crises diarrhéiques beaucoup moins fréquentes

(1) *Policlinique du mardi* 10 avril 1888. Paris, p. 324.

néanmoins que les crises gastriques. Cette particularité rapproche l'ataxie locomotrice, qui est une maladie avec lésions matérielles, de la maladie de Basedow bien qu'elles soient très éloignées l'une de l'autre, au point de vue du substratum anatomique.

Parmi les troubles moteurs décrits, on se rappellera les tressaillements des membres pelviens, quelquefois assez forts pour soulever les couvertures du lit du malade et les secousses, plus rares que les tressaillements, des mêmes membres; ces secousses qui se montrent quand le malade est assis, sont soit spontanées, soit consécutives à la percussion du tendon rotulien ; ces dernières ne se montrent qu'à certains moments. Comment interpréter ces phénomènes qui ne rentrent pas dans le tableau ordinaire et classique de la sclérose fasciculée postérieure ?

Il se peut que les lésions interstitielles et granuleuses qui aboutissent à l'atrophie des éléments nerveux (fibres nerveuses principalement) aient dépassé les limites externes des cordons postérieurs de la moelle épinière, surtout des zones radiculaires de Charcot et Pierret, qu'elles se soient étendues jusque dans les faisceaux latéraux ; il s'agirait ici du début d'une de ces scléroses, dans lesquelles il y a encore des points obscurs à élucider, dont les premiers exemples remontent au mémoire de Friedreich, en 1862, et dont se sont occupés, dans ces douze dernières années, Westphall, qui en donna un travail assez complet en 1878, Prévost, M. le professeur Charcot, MM. Raymond et Arthaud, Ballet et Minor, Kahler et Pick, Vulpian et Déjerine, le professeur Grasset et d'autres. Autrement, on aurait affaire ici à un cas de *myélite mixte*, de tabes classique combiné, dans lequel les lésions et le tableau clinique du tabes dorsalis (1) tiennent la première place, tandis que les lésions

(1) Dernièrement M. C. JENDRASSIK vient d'émettre (*Deutsches Arch. f. Klin. med.* XLIII) sur la pathogénie et le siège de la maladie de Duchenne, une théorie dont nous ne saurions prévoir le sort ultérieur. L'auteur prétend que la plupart des symptômes du tabes dorsalis sont bien plus imputables à des lésions de l'écorce cérébrale (circonvolutions postérieures et inférieures surtout)

plus ou moins diffuses et périphériques des cordons latéraux dénoncées par les secousses, les tressaillements et un peu de faiblesse sont peu accusées et un peu masquées par les phénomènes précédents ; la lésion « est systématisée dans les cordons postérieurs et diffuse dans les cordons latéraux » Grasset (1). Et on peut accepter aujourd'hui avec M. le Dr Déjerine comme sclérose combinée de la moelle épinière « la sclérose systématique des cordons postérieurs, compliquée de sclérose diffuse des cordons latéraux, dont la symptomatologie peut être résumée en quelques mots : c'est celle du tabes associée à celle de la paraplégie » (2).

Le point sur lequel nous attirons l'attention d'une façon particulière a trait aux hallucinations et illusions qui sont survenues dans la symptomatologie du tabes pour en compliquer la marche. Beauf.. eut des hallucinations de la vue (Seine à côté de l'asile, bateaux mouches), de l'ouïe (menaces des infirmiers bruit de machines électriques), de l'odorat (odeur de soufre, de chiffons brûlés), du goût (viandes et légumes altérés), de la sensibilité cutanée (piqûres et coups), *du sens musculaire* (il se sentait jeté à travers une fenêtre, etc.) (3). Ces hallucinations ont amené les troubles mentaux qui constituèrent l'agitation maniaque et ont suscité toutes les idées délirantes qui tourmentèrent notre malade ; cette agitation fit sa première apparition

qu'à des lésions des cordons postérieurs de la moelle épinière ; ces derniers ne seraient altérés que par l'existence d'une dégénérescence descendante due aux altérations de l'écorce cérébrale. Pour plus de renseignements, voir p. 166 du *Progrès médical* du 22 mars 1889, où notre ami le Dr MARIE, a donné une analyse assez détaillée des vues de M. JENDRASSIK.

(1) J. GRASSET. *Du tabes combiné* (ataxo-spasmodique) ou sclérose postéro-latérale de la moelle. *Archives de neurologie*, mois de mars, mai, juillet 1886, Paris. Dans ce mémoire, on trouve une description détaillée des symptômes des *myélites mixtes*, la discussion de leurs causes et de leur substratum anatomique ; l'historique en est complet jusqu'en juillet 1886.

(2) DÉJERINE. Scléroses combinées de la moelle épinière. *Semaine médicale*, 5 mai 1886, p. 182, Paris.

(3) Si l'on veut approfondir l'étude des hallucinations, on pourra lire : *L'hallucination dans ses rapports avec la fonction du langage ; les hallucinations psycho-motrices*, par J. SEGLAS, M. S., in n°s 33 et 34 du *Progrès médical*, 1888.

en février 1881, pendant son séjour à l'Hôtel-Dieu et n'est devenue nette qu'en juin, alors qu'il était chez M. le professeur Fournier, à Saint-Louis. Ensuite, nous savons ce qui arriva, notamment à l'asile de Vaucluse, où les idées de persécution et de grandeur dominaient l'acte morbide. Une fois que ces idées délirantes passèrent, Beauf... est resté pendant assez longtemps amnésique, perturbation qui s'est dissipée en grande partie et en quelques jours.

Tout délirant qu'il fût, Beauf... n'a jamais cessé, croyons-nous, de rester postérieurement un tabétique et ses idées et accès maniaques n'ont pas entravé la marche, ni l'évolution de sa maladie principale. Il présente actuellement (octobre 1888), un affaiblissement intellectuel assez notable.

Ce malade, qui est toujours à Vaucluse, nous ne le perdrons pas de vue, afin d'avoir sa nécroscopie qui présentera un assez grand intérêt et quant à ses lésions médullaires et à celles des circonvolutions encéphaliques.

XII

Deux cas de tabes dorsalis et un cas de maladie de Parkinson avec rétraction de l'aponévrose palmaire.

La rétraction des aponévroses palmaire et plantaire (1) est une altération des tissus fibreux compliquant quelquefois certains états morbides du groupe arthritique et, de plus, la syphilis et l'éthylisme ; les exemples n'en sont pas rares.

Ce qui est beaucoup plus rare, c'est de trouver l'affection de Dupuytren dans le cours des maladies du système nerveux ; la plupart des auteurs ne la citent pas dans ces maladies. Nous l'avons observée chez deux tabétiques, l'un desquels présente la forme céphalique de la maladie de Duchenne (de Boulogne) et chez un parkinsonnien.

Obs. I. — Le nommé Gal..., 52 ans, coiffeur, vient à la consultation de M. le professeur Charcot, à la Salpêtrière, en mai 1884.

Père mort à 74 ans d'une affection de poitrine ; mère 73 ans, vivante. Gal... ne donne pas d'autres antécédents héréditaires.

Dans l'enfance pas de convulsions, ni aucune des maladies fréquentes, à cet âge ; pas d'*affections rhumatismales* ni *siphylitiques*. A l'âge de 21 ans, maladie fébrile durant 15 jours. Dix ans après, abcès dans la région sous-hyoïdienne, gros comme le poing. Agé de 45 ans (1879), début de douleurs fulgurantes, plus fortes aux membres pelviens ; ces douleurs prises comme une sciatique double, deviennent cinq semaines après très supportables.

En 1882, Gal... éprouve pour la première fois un peu de maladresse au moment de triturer les aliments, ceux-ci s'échappent de la bouche,

(1) Souza Leite. Rétraction des aponévroses palmaires et de l'aponévrose plantaire. Rhumatisme articulaire, etc. *Progrès médical*, 2 octobre 1886.

sont avalés de travers ou sans que le malade s'y attende. Quand il boit, il lui faut appliquer profondément le bord du verre dans la cavité buccale pour que le liquide ne s'en échappe par les commissures labiales. Céphalée assez vive. Ces troubles diminuent lentement, sauf la céphalée qui est devenue, en mai 1884, continuelle et accompagnée d'exacerbations. C'est dans ces conditions qu'il cherche l'hôpital.

Notre ami Huet, interne des hôpitaux, prit à ce moment-là quelques notes qu'il a bien voulu nous communiquer ; les voici résumées: masque facial, engourdissement et élancement de la face autour de la bouche, du nez et des yeux. Il perçoit imparfaitement les aliments, les avale quelquefois avant qu'ils ne soient bien mâchés. Conjonctives insensibles. Pas d'anesthésie, mais de la dysesthésie. Myosis, signe d'Argyll-Vincent, pas de signe de Romberg. Pas de crises laryngées, ni de crises viscérales. Pas d'ataxie notable. Quelques-uns de ces symptômes pouvaient passer inaperçus, étant peu accentués.

En mars 1885, il sent dans la bouche quelque chose lui empêchant le rapprochement complet de ses arcades dentaires ; un dentiste lui extrait rapidement la dernière molaire droite supérieure et le malade en souffre très peu.

Juillet 1886, apparition pour la première fois, sur la face externe du bras droit, d'une douleur contusive, alors que le malade était couché depuis cinq minutes ; cette douleur, on la dirait produite par un coup de bâton reçu sur la région. Dans la suite elle se montre chaque fois que le malade a pris le lit depuis 4-10 minutes, ne l'empêche pas de dormir et est ressentie souvent après le réveil ; s'il prend la position verticale la douleur s'apaise ; enfin, si celle-ci apparaît dans cette dernière attitude elle est presque toujours faible.

Actuellement (novembre 1886), même masque facial que ci-dessus, avec cette différence qu'il est plus étendu ; en passant ses doigts sur les lèvres et les joues le malade prononce ces mots : *on dirait que je touche du caoutchouc*. Myosis plus accentué à droite d'où inégalité pupillaire ; coloration bleuâtre de l'iris droit un peu plus marquée que celle de l'iris gauche. Dysesthésie des conjonctives, des paupières, et même de la région sourcilière. Signe d'Argyll-Vincent, pas de signe de Romberg. Dyschromatopsie pour le vert et le (?) rouge. Sentiment de voile devant ses yeux, dans lesquels le malade dit éprouver du *farfouillement*. Il porte un pince-nez *sans verres* qui le *soulage* et *repose* un peu sa vue. Douleurs fulgurantes dans la face. Sensibilité buccale émoussée; gencives bleuâtres et parfois saignant légèrement ; absence de quelques-unes de ses dents, carie de trois; elles commencent à s'ébranler en 1874.

Percussion du tendon patellaire droit presque insensible, réflexe tendineux correspondant absent; percussion du même point à gauche et réflexe correspondant à peu près normaux. Pas de crises viscérales notables ; quelquefois léger talonnement à droite quand il presse ses pas.

A l'examen de la paume de la main droite, on constate d'abord une saillie partant de la portion moyenne de l'aponévrose palmaire, se dirigeant presque horizontalement vers le pli digito-palmaire du pouce, où elle donne une petite ramification vers le commencement du premier grand pli palmaire; près de son milieu elle donne une autre ramification, qui est une vraie bifurcation et s'en va au pli du médius; le pouce forme dans ses plus grandes extension et abduction un angle aigu avec l'index. Ensuite, une seconde saillie très marquée, ayant les apparences d'un tendon, se détache du côté interne de la même aponévrose, se dirige vers l'entrémité externe du pli du petit doigt; mais avant d'y arriver elle se bifurque et chacune de ses divisions se perd insensiblement dans la face palmaire des deux derniers doigts, dont elles rendent impossible l'extension complète; l'auriculaire et l'annulaire forment un angle droit avec la paume de la main, au centre de laquelle il existe encore quelques saillies secondaires. Le médius s'étend incomplètement.

Dans la paume de la main gauche on voit une seule bride pour les deux derniers doigts. Rien à noter quant aux régions plantaires. Pas de sucre, ni d'albumine dans les urines.

Nous avons là un exemple de la forme céphalique du tabes ataxique. Nous y trouvons la plupart des symptômes qui lui ont été assignés par MM. les professeurs Charcot et Pierret (1). Parmi les cas groupés par M. Pierret, deux surtout (observations VI, VII) se rapprochent du nôtre. Notre malade, nous nous en souvenons, porte un pince-nez sans verres: c'est un phénomène singulier. Dans l'observation X du mémoire de M. Pierret, il y a une particularité qui s'en rapproche..., *le malade est contraint de porter des lunettes avec un verre dépoli;* ce qui y est dû à la difficulté de la vue et à l'incoordination des muscles de l'accumulation.

L'existence de l'affection de Dupuytren, chez Gall..., cons-

(1) J.-M. Charcot. *Leçons sur les maladies du système nerveux*, t. II, 1888. Paris. Pierret. *Essai sur les symptômes céphaliques du tabes dorsales*, 1876, Paris.

titue une complication du tabes dorsalis et n'a pas encore été, que nous le sachions du moins, notée par les auteurs.

Obs. II.— M..., mulâtre, 24 ans, cultivateur, admis salle St-José, lit 26, dans le service de M. le professeur Ramiro, à Bahia, remplacé par M. le Dr Rebello. Tante maternelle folle entre 25 et 30 ans; grand-père paternel marchait d'une façon raide et tremblait de la tête et des membres presque constamment ; un cousin bizarre. Pas d'accidents pendant la dentition. Entre 5 et 6 ans, M... est pris un jour d'une certaine raideur de la nuque, d'une fièvre vive et de convulsions manifestes pendant lesquelles il a ses mâchoires serrées les unes contre les autres; il est pris d'insomnie et d'inappétence. Cet état s'améliore peu à peu, mais sa mère note que ses facultés mentales ne se développent comme celles des enfants du même âge. Pas de manifestations arthritiques, ni de syphilis. A peu près à 20 ans, M... s'aperçoit de certaines douleurs très rapides qu'il a comparées aux morsures d'une grosse fourmi du pays (formiga de mandioca), douleur siégeant aux environs du genou et aux jambes. Quelque temps après, surviennent un sentiment de constriction du tronc, des envies de vomir, une certaine difficulté dans la défécation et même la sensation d'un corps étranger qu'on introduirait dans le rectum.

En 1885, après un travail un peu plus fort, il note, en rentrant chez soi, que ses *genoux plient malgré lui* et *sans douleur ;* il en est très frappé. A la fin de cette année, diplopie intermittente qui disparaît au bout de cinq mois environ.

Mai 1881 (*État actuel*). Taille ordinaire, teint pâle, constitution moyenne. Un peu d'hyperesthésie sur la peau du dos et sur la face interne des cuisses, par l'application d'un peu de glace; douleurs fulgurantes ou en morsure de fourmi aux membres pelviens, surtout au membre droit ; peut-être des douleurs térébrantes ; légère modification du phénomène dit sens musculaire ; absence des réflexes rotuliens ; signe de Romberg ; absence du signe d'Argyll-Vincent ; réflexe crémastérien plus fort à droite qu'à gauche ; un peu d'ataxie des membres inférieurs. Crises laryngées et vésicales légères. Pas d'amyotrophie. Facultés mentales un peu arriérées.

En examinant la paume de la main droite, on constate un commencement de rétraction de l'aponévrose palmaire : quand le malade étend ses doigts, on voit que la partie centrale de l'aponévrose est indurée et que cette espèce de bride fibreuse arrive jusqu'à la racine du médius qui, dans l'extension complète des autres doigts, forme un angle d'environ 40° avec l'annulaire.

Ce fait est assez intéressant parce qu'il montre les symptômes tabétiques chez un homme encore jeune, dont une des tantes fut aliénée, jeune aussi. Quand on a affaire à un tabétique dans les conditions où se trouve Man..., on doit toujours chercher soit la même maladie, soit l'aliénation mentale ou la périencéphalite chronique chez les ascendants directs, notamment le père ou la mère. Si cela n'est pas précisément le cas pour Man..., toutefois son grand-père paternel eut la maladie de Parkinson et une de ses tantes maternelles fut aliénée, probablement paralytique générale ; ce dernier détail est certainement une tare morbide prouvant que l'ascendance directe n'en était pas tout à fait indemne, en ce qui touche le côté mental (1). Le tabes a ici une marche rapide et nous fournit un exemple de la *forme maligne* de cette maladie. L'affection de Dupuytren est venue compliquer le tabes dorsalis de Man..., comme elle a compliqué celui de Gall...

Obs. III. — Olivier, 64 ans, ancien garçon de bureau, vint à la consultation de M. le professeur Charcot, à la Salpêtrière, en octobre 1886.

Père, plusieurs attaques de rhumatisme articulaire et meurt d'une affection de poitrine, à 40 ans. Mère meurt à 32 ans, de suites de couches ; grand-père maternel meurt aliéné, à 18 ans, dans une maison de santé à Marseille ; oncle maternel ayant constamment la tête à gauche et à droite. Olivier dit n'avoir pas eu de maladies sérieuses avant l'âge de 23 ans, en 1846 ; il contracte alors la syphilis (chancre huntérien, plaques cutanées) pendant son service militaire. En septembre 1882, picotements, tiraillements, sentiment de gêne dans la

(1) M. le professeur CHARCOT a montré depuis assez longtemps que la précocité d'apparition et l'intensité des symptômes du tabes dorsalis sont, en général, en raison directe de l'hérédité névropathique du malade qu'on examine ; on a non rarement l'occasion de voir des cas de cet ordre à la consultation des mardis et des vendredis de la Salpêtrière. Le Dr P. Berbez rassembla, alors qu'il était interne chez M. Charcot, XIV cas de tabétiques plus ou moins précoces et en fit un mémoire: *Tabes précoce et hérédité nerveuse* (*Progrès médical*, n° 30, 23 juillet 1887), dans lequel il conclut que les maladies des ascendants directs (père, mère, grands parents) ont plus d'importance au point de vue de la précocité de l'apparition du mal et au point de vue de la multiplication des symptômes, que les maladies des ascendants collatéraux ou éloignés.

région palmaire gauche ; ensuite le malade voit la partie interne de cette région se raccourcir, se rétracter peu à peu et, au bout d'à peu près trois mois, une saillie nette, allongée, partait de l'éminence hypothénar pour gagner la racine de l'annulaire. Cette bride présente deux renflements dont le plus gros se trouve immédiatement au-dessus du dernier grand pli palmaire. L'annulaire forme, dans sa plus grande extension avec la paume de la main, un angle légèrement obtus. Entre octobre et novembre suivants, mêmes altérations dans la paume de la main droite ; seulement, elles y sont moins accentuées. Octobre 1885, apparition d'un tremblement spontané, à la jambe droite. Un mois après, sentiment à la partie moyenne de la région pariétale, d'un poids immense qui *enfoncerait* sa tête dans la poitrine ; alors il tient ses épaules un peu relevées.

Faciès rappelant celui de la maladie de Parkinson ; attitude *empâlée* ; raideur prononcée des muscles du cou et de ceux des membres; inclination notable du corps en avant dans la station verticale, plus encore pendant la marche ; alors, les bras sont un peu écartés du tronc et portés légèrement en avant, les jambes quelque peu fléchies et écartées l'une de l'autre ; en même temps, les pieds un peu courbés en dedans frottent le sol de leur bout. Réflexes rotuliens un peu exaltés. Quand il s'agit d'exécuter un mouvement quelconque, ses membres thoraciques sont pris d'un tremblement parfois très fort et un peu rythmé ; les membres pelviens tremblent d'une façon moins accentuée. Pas de rétropulsion, ni d'antéropulsion. Pas de sensations de chaleur. Le malade bave presque constamment et applique son mouchoir sur l'ouverture buccale pour retenir sa salive qui coule. Embarras de la parole, un peu de marmottage ayant débuté il y a quinze mois.

Réflexe pupillaire normal à l'influence d'une flamme, très faible à la distance. Amnésie générale, obnubilation notable des propriétés mentales.

Comme traitement : pointes de feu, deux grammes d'iodure de potassium et, pendant une semaine, de la liqueur de Fowler ; amélioration légère.

S'agit-il d'un cas de maladie de Parkinson, ou d'un paralytique général ? M. le professeur Charcot pensa à la première de ces maladies ; au bout de quelque temps on a perdu le malade de vue, en sorte que le diagnostic est resté en suspens.

Quoi qu'il en soit, ce qui nous importe maintenant, c'est de savoir que les aponévroses palmaires sont rétractées d'une façon indubitable, chez un homme atteint d'une altération sérieuse des centres nerveux.

Nous trouvons dans le n° 62 du *Bulletin médical*, p. 987, 1887, un fait de rétraction des aponévroses palmaires chez un individu atteint de paralysie générale progressive et ayant présenté quelques manifestations arthritiques ; il est dû à M. le Dr Regis, de Bordeaux.

Ces quatre cas, où l'affection de Dupuytren est venue compliquer les maladies nerveuses, que nous connaissons, rapprochent, pensons-nous, ces mêmes maladies des maladies arthritiques, en rendant encore plus étroites les relations qui existent déjà entre ces maladies-là.

XIII

Étude sur les signes précurseurs des troubles nerveux dans l'enfance (1), par le Dr Féré, médecin de Bicêtre.

Traduite et annotée par Souza Leite.

Le mémoire, dont nous donnons ici la traduction, contient des exemples de faits morbides bien intéressants pour le neuropathologiste, et une série de considérations qui leur sont relatives.

Son auteur, M. Féré, nous semble s'être placé entre la neuropathologie d'une part et l'aliénation mentale d'autre part, dans un terrain, qui leur est commun et n'est pas encore assez exactement délimité, terrain également cultivé par d'autres travailleurs, comme Hack Tuke, H. Jackson, etc. De là, une grande tendance à la formation d'une nouvelle spécialité.

Depuis plusieurs années, cette nouvelle spécialité est en voie de développement aux dépens de matériaux puisés dans un domaine neutre, s'il nous est permis de nous exprimer ainsi, et semble se dégager peu à peu des deux, auxquelles nous avons fait allusion plus haut. En effet, on peut y trouver des sujets, dont se sont occupés tantôt des neuropathologistes, tantôt des aliénistes, comme il est facile de s'en rendre compte d'après la lecture des publications qui développent ces questions, ex. : *Ar-*

(1) Ch. Féré. *Nervs troubles foreshadowed in the child, Brain*, July, 1885. Sur ce sujet on peut lire les *Recherches cliniques et thérapeutiques sur l'épilepsie, l'idiotie*, par M. le Dr Bourneville et ses élèves.

Ireland. *Idiocy and imbecility* (causes and forms). 1877, London.

H. Tuke. *A manual of psychologic medicine.*

chives de Neurologie, Annales médico-psychologiques, Progrès médical, The Brain, Arch. für Psych., etc.

Cette spécialisation dans la classe médicale constitue une des meilleures preuves d'un fait bien important, à savoir : que dans le champ très vaste de la médecine, les connaissances sérieuses et la compétence ne peuvent venir que de la division du travail ; celle-ci est en partie *voulue, déterminée*, en partie *réflexe, inconsciente, naturelle.* Il est évident que la première partie, caractérisée par l'intention et par le plan, s'accroît avec les progrès issus de la concurrence des efforts dans les domaines de la médecine. Sans la division du travail, la réciprocité des efforts et l'*Intégration* des connaissances acquises (Jackson), il n'y a pas de progrès en médecine, aussi bien que dans n'importe quel autre domaine. La seconde dépend principalement des dispositions naturelles soit acquises par une longue et patiente éducation, soit héréditaires.

« Specialists, dit Hughlings Jackson, have to justify themselves, to justify their differentiation. Differentiation is not the whole of the modern doctrine of evolution. The factors in progressing evolution, according to Spencer, are increasing. Differentiation, increasing Definiteness, increasing Integration and increasing Co-operation.

Obviously, increasing differentiation without increasing definiteness would be only confusion. That the ophthalmic surgeon has justified himself in the second factor of evolution needs no showing. I will instance, however, his highly definite work on paralysy of ocular muscles and on abnormalities of refraction. In neurology, I may instance the work of Charcot (1).

(1) HUGHLINGS JACKSON. Ophthalmology and diseases of the nervous system, lecture delivered before the ophthalmological Society. *The Lancet*, November 1885.

Cette leçon a eu un retentissement notable en Angleterre, en France, en Italie, etc. ; elle a eu et a pour objet de montrer les grands avantages de l'application des principes de la théorie évolutionniste à la pathologie et, en particulier, à la pathologie nerveuse, application dont les premiers essais ont été couronnés de brillants succès. La leçon de M. Jackson profitera, je pense, à ceux qui la

Dans l'article programme du n° 1er des *Archives de neurologie* (juillet 1880. Avertissement du 1er volume) M. le profeseur Charcot montre clairement que, en médecine, la spécialisation est presque une nécessité, si l'on veut acquérir une autorité compétente au milieu des médecins, et inspirer une juste confiance à ses clients ; et M. Charcot montre aussi que, si cela est, les spécialités doivent être précédées de connaissances générales suffisantes, *d'une instruction large.* « Nulle part ailleurs que sur le terrain neuropathologique, on ne conçoit mieux, au reste, la nécessité d'asseoir la spécialité sur le fondement solide d'une forte culture générale et d'entretenir avec le milieu ambiant des échanges incessants ». (Charcot.)

Dans son mémoire, M. Ch. Féré fait connaître les causes multiples et variées de la dégénérescence mentale et corporelle et de ses facteurs, la façon et les procédés de les rechercher afin qu'on puisse arriver sûrement à leur connaissance. Il insiste sur les nombreux *stigmates* somatiques, intellectuels et moraux qui servent à distinguer un *arriéré* (Backwards) d'un individu réputé normal ; il insiste encore sur l'importance qu'il y a à déterminer l'influence que les perturbations névropathiques de l'enfance peuvent exercer sur l'apparition ultérieure de telle ou de telle maladie nerveuse : cela à cause d'une erreur, un peu répandue aujourd'hui, qui consiste à attribuer à des traumatismes et à un bon nombre de maladies infectieuses une influence morbide que ceux-ci sont incapables de produire sans l'existence préalable de la prédisposition du fœtus ou de l'enfant.

Dans un précédent mémoire (1) nous avons produit une série

liront avec attention en leur révélant des notions quelque peu en dehors des occupations habituelles d'un médecin.

MM. les professeurs Hæckel à Iéna, Duval à Paris, Debierre à Lille, Renaut à Lyon et d'autres auteurs appliquent cette méthode à leurs travaux scientifiques, notamment à ceux ayant pour objet l'anatomie générale et l'embryogénie. (S. L.)

(1) CH. FÉRÉ. *La famille névropathique.* Éclampsie et épilepsie. *Archives de neurologie*, 1884.

de preuves ayant pour but de démontrer que l'héréditariété est la cause principale des maladies nerveuses, qu'elles soient caractérisées par des altérations somatiques ou bien par des altérations psychiques.

Dans ce travail nous avons donné un bon nombre d'observations, pour qu'il nous soit permis de généraliser les théories, de Morel, de Moreau (de Tours), de Prosper Lucas, de Trousseau, de Griesinger et de Charcot, relatives à l'étiologie de ces maladies.

Cependant, on est forcé d'admettre que dans beaucoup de cas il n'est pas possible de saisir l'évolution héréditaire de la névropathie, qui dans ces cas peut être due à un trouble quelconque survenu au moment de la conception, pendant la gestation ou même la première enfance. Aujourd'hui nul ne met en doute que les enfants conçus pendant l'ivresse sont prédisposés d'une façon spéciale à l'idiotie, l'imbécillité, à l'épilepsie, etc. Les passions, les émotions peuvent aboutir aux mêmes effets ; à ce propos nous avons rapporté un fait fort intéressant.

Certaines perturbations du corps ou de l'esprit, pendant la période de la gestation, sont capables de provoquer des résultats identiques, comme en font preuve les statistiques des enfants nés pendant le siège de Landrecies. Dernièrement (1884-1885), Legrand du Saulle a présenté dans son cours de la Salpêtrière des observations importantes se rapportant au siège de Paris.

Pendant la première enfance, les mauvaises conditions hygiéniques exercent, souvent, une influence nuisible sur le développement du système nerveux et, sous ce titre, elles rentrent dans l'étiologie de certains états morbides plus ou moins indélébiles. C'est ainsi que le décubitus prolongé sur le côté droit du corps peut déterminer, par la pression latérale continue, certaines déviations dans la forme de la tête, lesquelles surviennent avec plus de facilité et en moins de temps si l'enfant est athrepsique (Parrot) ; de plus, des troubles fonctionnels plus ou moins graves peuvent être la conséquence des déformations dont nous parlons.

Quand on n'a pas pu découvrir des signes de dégénérescence dans les antécédents héréditaires d'un malade, on ne doit pas conclure que l'affection nerveuse, dont il est atteint, ne soit qu'un simple accident dû à des causes fortuites, telles qu'un traumatisme, une maladie infectieuse, etc. Le petit malade n'a pas, dans quelques cas, aucun vice héréditaire de dégénérescence, mais il a bien pu être victime d'un trouble évolutif, qui ne se manifeste que lorsque le système nerveux atteint son complet développement. Il en résulte que la prédispositon peut venir d'une dégénérescence héritée, d'une déviation dans l'évolution utérine, créant des points de faible résistance pouvant expliquer la systématisation de certaines lésions, dont la localisation est déterminée par l'évolution défectueuse des tissus et des organes faibles.

De là cette conclusion : avant d'avoir le droit d'admettre qu'une affection nerveuse a eu une origine accidentelle, il est indispensable que nous ayons pu éliminer non seulement l'existence d'un état morbide héréditaire quelconque, direct ou indirect, et cela qu'il s'agisse d'hérédité de similitudes, ou de l'hérédité de mutation, mais encore celle de toute altération d'évolution capable d'imprimer un développement défectueux du système nerveux.

En résumé : Avant d'admettre une origine fortuite aux affections nerveuses, on doit s'assurer que les ascendants du malade ou le malade lui-même n'aient jamais présenté aucune altération nerveuse. Pour bien déterminer l'existence des modifications anatomiques qui forment le *substratum* d'une prédisposition morbide nerveuse, nous devons tenir compte de deux ordres de faits ; les uns relatifs aux lésions, les autres aux troubles auxquels il est impossible d'assigner une base anatomiques certaine.

Ce fut Morel, qui le premier prouva que les aliénés sont sujets, plus souvent que les sains d'esprit, aux déformations somatiques. Les praticiens, ses successeurs, ont confirmé un tel résultat et aujourd'hui nous avons le droit de généraliser cette conclusion et de dire qu'une semblable tendance à la dégénérescence n'est pas exclusive aux fous, parce qu'elle s'étend aussi et avec une certaine fréquence aux individus de constitution névropathique.

Les accidents de développement peuvent altérer l'organisme entier ; les hommes dont les muscles, les organes génito-urinaires, les poils se sont développés médiocrement et qui ressemblent à une femme ; en d'autres termes, les hommes qui présentent le type féminin (*féminisme*), sont très sujets à des accidents nerveux multiples. Un bon nombre d'hystéro-épileptiques fournissent des exemples de ce type.

Inversement, les femmes qui par leur forme, par le développement de leurs muscles, par le petit volume de leurs seins, la production exagérée de poils, surtout à la région sus-hyoïdienne, ressemblent à des hommes (*masculisme*), ne sont pas prédisposées aux maladies nerveuses. En général, elles sont atteintes de certaines formes de folie, décrites dans ces derniers temps et qui sont propres à ceux qui présentent des tendances héréditaires à la dégénérescence.

Beaucoup d'individus d'un et d'autre sexe présentent un retard de développement (infantilisme de quelques auteurs), ce qui fait que leurs organes et tissus sont envahis plus facilement par les infections ou atteints de dégénération. Lorain attachait une grande importance à la fréquence de la bacillose pulmonaire chez ces malades. Il est à remarquer que ces individus atteignent d'ordinaire d'une façon prématurée l'âge de la décrépitude, et offrent les signes caractéristiques de la vieillesse précoce. Les lois de l'évolution s'appliquent aux tissus et aux organes, comme aux individus et aux espèces.

Nous avons montré (1) que l'atrophie sénile du tissu osseux, par exemple, survient justement dans les régions de croissance plus rapide ou de formation plus difficile, et que de telles ré-

(1) Ch. Féré. Atrophie sénile symétrique des pariétaux. *Bul. de la Soc. anatomique*, 1876, p. 485 ; 1881, p. 72 et 414. Contribution à l'étude de la pathogénie et de l'anatomie pathologique du céphalématome. *Rev. Mens. de méd. et de chirurgie*, 1886.

gions présentant la plus grande tendance à s'altérer, devenant ensuite le siège de lésions diverses.

C'est un fait bien connu que les organes, dont le développement s'est fait en retard ou bien dont l'évolution a été entravée, sont plus susceptibles aux inflammations et aux dégénérations : nous en rencontrons plusieurs exemples dans les maladies du testicule (Le Double, Aubert). Le système nerveux suit la règle. Beaucoup de ceux qui ont été atteints de paraplégie atrophique de l'enfance, sont nés avant terme.

Les irrégularités du développement, se trouvant dans la connexion la plus étroite avec les maladies du système nerveux, sont celles qui ont trait aux centres encéphalo-médullaires et à leurs membranes. Nous croyons inutile d'insister sur ces modifications anatomiques du système nerveux qui agissent comme cause anatomique.

Cependant, nous devons signaler l'arrêt plus ou moins complet de développement du rachis, *spina bifida ;* les déformations analogues du crâne et de la tête *asymétrie*, *microcéphalie*, etc. ; celles de la face, *asymétrie*, *hémiatrophie*, *bec-de-lièvre*, etc. ; celles de l'oreille, *surdité*, *défauts du pavillon*, etc. ; celles des yeux, *vices de réfraction*, *colobome de l'iris*, etc. ; l'arrêt de développement des membres, des parois abdominales, *hernie*, etc. ; les déviations des organes uro-génitaux.

Ce sont de semblables anomalies de formation qui constituent ce que l'on a appelé les *stigmates* de la tendance à la dégénérescence.

Beaucoup de personnes qui, au moment de naître et même quelque temps après, sont bien constituées, commencent, à un moment donné, à présenter des malformations, telles que le *strabisme*, le *pied-bot*, etc., lesquelles succèdent pour la plupart à des convulsions, paralysies médullaires, etc. ; par l'aspect de ces déformations on devine souvent leur origine.

Toutefois, les lésions matérielles ne sont pas les seuls signes et les seuls caractères fournis par les malades atteints de maladies nerveuses. En étudiant avec soin les antécédents de ces malades, on retrouve ordinairement des indices de modifications corporelles ou mentales, qui forment un second groupe de *stigmates*, troubles prémonitoires *fonctionnels* (préludes infantiles des névropathies).

Parmi les troubles fonctionnels prémonitoires, les uns attirent convenablement l'attention parce qu'ils sont généraux et apparents, d'autres, au contraire, sont tellement limités que l'on passe dessus sans les noter. De plus, l'importance qu'on leur attache varie d'après les circonstances qui ont accompagné leurs manifestations. Les convulsions de l'enfance et l'éclampsie, qui surviennent pendant la dentition, après un traumatisme, ou une commotion cérébrale, etc., ne sont pas appréciées à leur juste valeur au point de vue du pronostic. Le tétanos des nouveau-nés et la tétanie sont considérés, dans beaucoup de cas, comme des accidents qui sont passés sans laisser de traces. Il en est de même de la *chorée de Sydenham* (1), qui généralement est considérée comme une complication du rhumatisme, quoiqu'elle puisse également être provoquée par un traumatisme ou par l'état puerpéral; or, en réalité la puerpéralité et le traumatisme ne font pas autre chose que réveiller, tout comme la sous-diathèse rhumatismale, la prédisposition névropathique. La valeur du pronostic est encore négligée quand il s'agit de spasmes plus ou moins localisés, même dans les cas où il survient de la perte de connaissance, comme dans le *tic* de Salaam ou *salutationis eclampsia* et encore quand il s'agit de *tics* comme le spasme facial, le torticolis, l'éternuement

(1) Dans l'original on lit : « The same is the case for chorea ». Pourquoi avons-nous traduit *chorée de Sydenham*, au lieu de dire simplement *chorée ?* — Dans une ou deux de ses Leçons de 1885-86, M. le professeur CHARCOT a montré que le terme *chorée* fut appliqué *primitivement* à certaines manifestations de l'hystérie et que le sens dans lequel il fut pris dans la suite, par Sydenham, au moment où celui-ci décrivit la maladie qui a son nom, est divers de sa véritable acception, à savoir : *Chorea* (danse) *Germanorum*. « Le moyen d'éviter toute erreur serait de donner à la *chorée vulgaire*, à la *chorea minor*, le nom de celui qui l'a découverte et de la nommer *Chorée de Sydenham*. » LANNOIS. *Nosographie des chorées*, 1886, Paris. Thèse d'agrégation. Lire la *Chorée* ou *Danse de St-Guy*, p. 4-15, par M. BOUVIER, 1859, Paris. (S. L.)

convulsif (1), la toux convulsive nocturne, le trismus, surtout nocturne, l'asthme, le spasme laryngé et les troubles de l'articulation de la voix.

Quant aux névralgies, en particulier l'hémicrânie (bilieuse), on leur attache peu d'importance ; cependant, quoique rare chez les enfants, elles constituent presque toujours un signe de prédisposition névropathique.

Aux phénomènes, ou mieux, aux *stigmates* dont nous venons de parler, nous devons ajouter l'incontinence d'urines nocturne ou diurne ; la première variété fut bien étudiée par Trousseau qui fit voir sa signification, la seconde n'a pas encore fixé l'attention autant qu'elle le mérite; elle survient pendant la veille et surprend quelquefois l'enfant au milieu de ses jouets.

La miction est irrésistible et peut être complète ou incomplète : en général, l'urine n'est pas expulsée d'une seule fois, mais par jets répétés. Dans beaucoup de cas, cette incontinence diurne tient à des habitudes vicieuses de masturbation.

Il y a des malades qui présentent des altérations des diverses espèces de sensibilité, soit générale, soit spéciale ; ceux-là ou d'autres ne peuvent pas se trouver dans un lieu obscur sans être pris d'une grande frayeur. On rapporte que Hobbes était la proie d'une sorte de délire la nuit, quand il se voyait dans l'obscurité. Il y en a qui ne peuvent souffrir les odeurs même les plus agréables ; c'est ainsi que le compositeur Grétry ne pouvait tolérer le parfum des roses (2). Des phénomènes semblables se passent dans le domaine des sentiments.

(1) L'éternuement convulsif le plus souvent est de nature hystérique. Voyez notre observation consignée dans les *Archives de neurologie*, 1885 ; ou encore un article de Ch. Féré dans un des numéros du *Progrès médical*, 1885 ; on y rencontre la relation de bon nombre de cas d'éternuements spasmodiques. Notre observation a également paru dans un des numéros de l'*União medica*, Rio-Janeiro, 1887. (S. L.)

(2) C'est un phénomène qu'on peut observer chez des individus normaux et auquel on donne le nom d'*idiosyncrasie* ; nous connaissons un médecin à Bahia, M. João B. qui vomit aussitôt qu'il *sent* l'odeur du cumin. Un autre ne peut *voir un dindon* sans éprouver un *malaise*, etc. (S. L.)

Les *stigmates* mentaux sont aussi fréquents et aussi variés que les autres. Il n'est pas rare de voir des individus prédisposés aux maladies nerveuses présenter dès l'enfance des signes des altérations, auxquelles nous venons de faire allusion. Les uns sont abrutis, lents, paresseux, ont le travail intempestif, éphémère et irréfléchi; ils n'aiment pas les mouvements, quels qu'ils soient, ils évitent les divertissements, où peuvent se trouver plusieurs personnes réunies, de même tout exercice corporel ; ils sont enclins à la mélancolie et recherchent la solitude , ils éprouvent souvent une sensation de *malaise*, de douleur, de dysesthésie morale ; ils *s'ennuient* d'eux-mêmes et ont des craintes non fondées sur leur avenir ; un pâté sur leurs devoirs, une mauvaise note à leurs leçons les plongent dans une anxiété silencieuse qui peut durer plusieurs jours ; ils sont sombres, *rêveurs*, taciturnes, impatients, méfiants. Une telle *manière d'être* psychique est interrompue quelquefois par des accès aigus d'une vive inquiétude (*raptus melancholicus*), accompagnés de tentations vers le crime ou le suicide; dans ce cas, un tel acte ne va pas au delà d'un phénomène réflexe dépendant de la paresthésie ou anesthésie mentale et l'état d'anxiété et d'irritabilité morale se montre au commencement de la puberté. Par contre, d'autres arriérés sont toujours en train de se donner du mouvement, ils sont incapables de se conserver sur une même place, ou bien ils affectent une attitude correcte et sont sujets à des mouvements vifs et sans règles ; leur agitation s'étend aussi au domaine mental et leurs désirs ne sont pas plus stables que leur attitude, la même inconstance se fait sentir dans leurs goûts et leurs affections ; ce qui leur plaisait hier leur déplaît aujourd'hui, ce qu'ils voulaient aujourd'hui demain ne leur fera éprouver aucune envie. C'est pourquoi ils sont enclins aux changements et au vagabondage.

De tels changements sont aisément saisissables et les individus qui les présentent sont exagérés dans leurs émotions et leurs sentiments.

Nous ferons observer ici que nous ne considérons pas les

émotions comme des phénomènes essentiellement morbides ; pour que telle ou telle expression émotionnelle soit considérée comme morbide, il faut qu'il existe une disproportion entre la cause des émotions et leur intensité. Quand on excite le train postérieur d'une grenouille décapitée, la jambe exécute des mouvements de défense ; si l'excitation est assez forte les mouvements s'étendent aux deux membres ; enfin, à un degré plus fort, l'excitation détermine la convulsion des quatre membres et du tronc, et, jusqu'à un certain point, les convulsions sont proportionnelles à l'intensité de l'excitation. Si la grenouille en expérience a été préalablement strychnisée le moindre contact provoque des convulsions exagérées de tout le corps.

Chez l'homme, on observe un état de choses analogue, quant aux réactions mentales, lesquelles sont proportionnelles à l'excitation, dans les conditions normales. Si un homme pousse un cri de terreur à la détonation d'un fort coup de tonnerre, la réaction est normale ; si, maintenant, un cri identique est poussé par un hystérique, à la vue d'une chrysalide, il s'agit là d'une manifestation morbide. L'hystérique se trouve, pour ainsi dire, strychnisé par une hérédité pathologique ou par une évolution défectueuse (1).

En général, les individus prédisposés aux troubles nerveux sont singulièrement peureux ; plusieurs d'entre eux, à l'âge de 12 ou 15 ans, ne peuvent rester seuls ou bien dormir sans une lampe allumée. Dans quelques cas, malgré leur timidité, ils se montrent hardis pour les actes de méchanceté. Il y en a qui sont enclins à la cruauté envers les petits enfants ou envers les animaux ; de tels individus sont souvent déjà des criminels dès l'adolescence.

Tout en étant ordinairement actifs, ces névropathes sont

(1) On sait que la strychnine augmente le pouvoir *excito-moteur* de la substance grise antérieure de la moelle en raison directe de la dose ; l'action pathologique, qui s'est exercée sur les centres nerveux des ancêtres du malade et qui continue dans celui-ci, agirait comme la strychnine, après s'être accumulée lentement mais progressivement. (S. L.)

incapables d'*attention* ou d'*une application* suffisantes, toutes les fois que ce qui devrait les occuper présente de l'utilité. Fréquemment, l'instinct de la génération est développé chez eux d'une façon précoce, pouvant prendre chez eux une direction anormale et maladive ; la masturbation solitaire ou réciproque exagère d'autant l'état émotif ou dépressif du jeune malade et fait ressortir sa débilité irritable.

Enfin, nos névropathes présentent souvent des alternatives de dépression et d'exaltation, que leurs amis rattachent à leur constitution et au changement de leur caractère, et qu'ils considèrent comme une chose insignifiante, alors qu'elles ne sont ni plus ni moins que des phases du même état morbide. De semblables alternatives sont en rapport avec les formes frustes ou atténuées de la *folie circulaire*, sur lesquelles M. Falret insiste à juste titre, dans ses leçons et mémoires.

Souvent, on voit ces individus, après une période plus ou moins longue de résignation stupide, entrer dans un état de désespoir et de passion convulsive. Ces attaques d'agitation se montrent chez quelques malades, avec un accès d'épilepsie : c'est là un changement d'aspect aussi réel qu'inespéré. Nous connaissons deux cas de cette espèce, dans lesquels les attaques violentes de colère se terminent par un profond sommeil accompagné de ronflements, rappelant certaines manifestations du mal divin.

Qu'ils soient déprimés ou agités, ces enfants ordinairement manifestent des perversions évidentes d'ordre intellectuel ou émotionnel, telles que : excentricité, mauvais sentiments, etc. Les uns ont leurs facultés intellectuelles affaiblies ; s'ils apprennent à parler, ce n'est que tardivement et ils sont incapables d'acquérir une instruction tant soit peu au-dessus de l'élémentaire ; ils apprennent lentement et oublient vite. Les autres, malgré leur lacune intellectuelle, révèlent de notables aptitudes pour la musique, les mathématiques et d'autres arts. On appelle de tels individus des *génies partiels*.

Tous ces débiles ou simples, en dehors d'une malléabilité

morbide, en présentent une autre d'ordre mental, une certaine suggestibilité, en vertu de laquelle ils se sentent entraînés à des crimes dépassant leur conception, car ils semblent les concevoir d'une façon aussi rapide que confuse. C'est ainsi que, suivant les circonstances, nous les voyons maintenant de bonne humeur et bienveillants, une heure après désagréables et méchants. Ils sont incapables de supporter une douleur, une peine, et se contrarient facilement et ont peur. La faiblesse et la perversion mentales prédominent et s'associent d'une façon inégale (1) : la propension à la pyromanie, à la dipsomanie, à l'onomatomanie (Charcot et Magnan), et s'associent rarement à une intelligence normalement développée; la kleptomanie est comparativement plus fréquente chez les enfants héréditairement névropathes (2).

(1) KAHLBAUM. *Algem. Zeitsch. für Psychiatrie*, X, 4, 5.

(2) Ces termes ou expressions et un certain nombre d'autres tels que *arithmanie, coprolalie, écholalie*, etc., représentent autant de modalités cliniques actuellement appelées *syndromes épisodiques de la folie des dégénérés;* elles ne sont autre chose que les monomanies de Pinel, d'Esquirol, de Leuret, Baillarger, Moreau, Lasègue, Foville, de M. le professeur Ball et de leurs continuateurs qui considéraient et considèrent encore, quoique avec quelques modifications, que les *monomanies* ou, simplement, les *manies*, forment des maladies mentales distinctes les unes des autres, sans rapport étroit entre elles. C'est à l'éminent aliéniste MOREL (*Traité des maladies mentales. Traité des dégénérescences*), que revient l'honneur d'avoir montré que, loin de là, ces prétendues monomanies ne doivent pas être envisagées, au point de vue nosologique, comme des maladies différentes; elles ne sont pas comparables à une pleurésie, à une pneumonie, ou, pour prendre un exemple plus moderne, à un tabes ataxique, ni à la sclérose latérale amyotrophique (maladie de Charcot).

De telles modalités syndromiques, dans le langage de M. le Dr Magnan, dépendent d'un fond morbide commun, immense terrain psychopathique duquel elles ne sont, en réalité, autre chose que des manifestations multiples. Ces vues théoriques reposent sur un très grand nombre d'observations de malades recueillies avec la plus scrupuleuse attention; elles sont dignes de toute confiance et ont pour garantie les individualités de Morel, de Falret père (*De la non existence de la monomanie*, 1863, Paris), de MM. J. Falret, Magnan (*Les impulsions et les actes des aliénés*, 1881), Charcot, Gorry, Garnier, Saury et de leurs élèves.

La classification des syndromes des héréditaires et des espèces mentales se trouve exposée dans les leçons de M. MAGNAN (*Progrès médical*, 1887), dans les thèses de SAURY (*La folie héréditaire des dégénérés*, 1886, Paris), de M. LEGRAIN (*Du délire chez les dégénérés héréditaires*, 1886), A. JOURNIAC (*Valeur sémiolo-

Malgré leurs conditions d'infériorité intellectuelle, ils sont doués souvent d'une vraie euphorie psychique ; ils sont contents d'eux-mêmes et cette satisfaction les habitue à réussir dans certaines vocations faciles. Souvent, une tendance et un plaisir à dominer les personnes de bonne foi et d'un caractère facile viennent s'associer à ce sentiment de *contentement personnel.* Ces individus sont humbles et prêts à rendre service à leurs supérieurs, tandis qu'ils sont cassants, arrogants et autoritaires envers leurs inférieurs.

En dehors de ces particularités psychiques qui constituent, pour ainsi dire, un état habituel, on observe des accidents d'un autre ordre, tels que terreurs diurnes et nocturnes qui se manifestent encore assez fréquemment par accès brusques ; les terreurs diurnes sont le plus souvent systématiques. Il y a des malades qui ont peur de certains animaux ou insectes ; Meyerbeer ne pouvait pas supporter le regard d'un chat. Parfois, les terreurs se présentent à de certains moments, séparés par des intervalles plus ou moins longs et comprennent plusieurs objets ; d'autres fois, elles peuvent être constantes et ne comprendre qu'un seul ordre d'idées, comme soit la peur de la mort, qui, chez les enfants habituellement si gais, même pendant les maladies graves, constitue un vrai symptôme. Il serait inutile d'insister sur la signification des terreurs nocturnes.

On ne peut déterminer la valeur des causes qui provoquent les maladies nerveuses qu'après un examen complet de l'existence de tels désordres organiques et fonctionnels et des troubles névropathiques de l'enfance ; autrement, on risque d'attribuer à des traumatismes ou à des maladies infectieuses une importance qu'ils n'ont pas en réalité, dans la production des affections nerveuses (1).

gique du délire hypochondriaque, 1888), P. SÉRIEUX (*Les anomalies de l'instinct sexuel*, 1888), etc. Dans ces monographies on trouve les notions et les exemples, tous soigneusement pris, nécessaires à la compréhension de l'état actuel de la clinique mentale. (S. L.)

(1) L'auteur ici s'élève contre la tendance manifestée par quelques pathologistes de considérer et écrire que les maladies infectieuses et les traumatismes sont

Le mode d'agir des traumatismes dans la production des altérations nerveuses diffère selon l'individu : *a*) Parfois ce traumatisme réveille une prédisposition déjà spécialisée; cela arrive dans les cas où un individu, qui présente des tendances héréditaires à la névropathie et qui a eu plusieurs attaques de chorée de Sydenham, a une rechute à la suite d'un shock plus ou moins localisé ; cela se voit encore comme complications de lésions chirurgicales, ce dont on a un exemple dans l'observation rapportée par J. Hutchinson, dans laquelle père et enfant sont morts de la même complication, le *tétanos* ; *b*) Le traumatisme est encore capable de localiser une prédisposition générale, comme lorsqu'il produit une contracture de nature hystérique ; *c*) Le traumatisme peut précipiter l'évolution de la maladie comme dans l'évolution du tabes dorsalis ; certains auteurs le considèrent dans ce cas comme la cause efficiente de cette maladie, ce qui n'a pas lieu.

En mettant à part toute prédisposition héréditaire ou congénitale, il est certain que quelques traumatismes, en particulier ceux du crâne, dont les effets sur les centres nerveux sont plus immédiats, créent une prédisposition qui probablement suppose toujours une base anatomique, quoique cette prédisposition puisse être considérée comme accidentelle. Tous les individus, qui se sont ainsi *névropathisés*, à la suite de lésions accidentelles, restent prédisposés aux désordres et aux affec-

capables d'engendrer *de toutes pièces* une maladie nerveuse, telle que le tabes ataxique, la paralysie générale, la slérose en plaques (quant à cette dernière quelques travaux de P. Marie semblent en avoir un peu modifié la pathogénie, ce qui donne lieu à quelques réserves), l'épilepsie, indépendamment de toute prédisposition héréditaire ou congénitale. Suivant cette doctrine, soutenue par des auteurs, que leurs travaux et leurs recherches tiennent un peu écartés du lit des malades, il ne serait pas difficile de nier la grande influence de l'hérédité avec toutes ses lois, c'est-à-dire l'influence du travail d'un grand nombre de générations d'observateurs et de cliniciens et, qui plus est, la réalité d'une bonne partie de la *vérité morbide*. L'influence des infections ou des affections résultantes de la nutrition et de la multiplication, dans l'intimité de l'économie, de micro-organismes qui l'ont envahie, et l'influence des traumatismes sont occasionnelles ; elles ont besoin, pour provoquer une affection nerveuse, d'un terrain favorable. (S. L.)

tions nerveuses, quand même ils se croient guéris ; à la suite de cela, ils ont acquis un état pathologique spécial et leur système nerveux une excitabilité exquise, qui désormais pourra être mise en jeu par la moindre excitation causale. Ce que nous venons de dire pour l'influence des actions traumatiques peut être répété pour celle des impressions morales, celle des maladies aiguës et les intoxications.

Morel n'a pas manqué de montrer que les maladies aiguës se compliquent fréquemment d'accidents neuropathiques. Comme exemple, il rapporte une famille de huit enfants, chacun desquels a eu des symptômes cérébraux après une fièvre typhoïde ; de tels accidents, il faut le dire, s'étaient déclarés dans un terrain préparé par l'hérédité.

Les maladies générales, de même que les traumatismes, ne déterminent une prédisposition névropathique que s'ils ont produit accidentellement des lésions du système nerveux. Dans de telles conditions, l'individu hérite de lui-même comme le disait Lasègue (1).

Lorsque nous tenons compte des tendances héréditaires et des manifestations primitives qui dénoncent un trouble dans le développement de l'enfant, nous voyons que ce n'est pas la prédisposition qu'il y a lieu de démontrer, mais l'absence d'une telle prédisposition ; dans l'histoire des maladies nerveuses on doit chercher la prédisposition héréditaire, congénitale ou acquise dans les premières années de l'existence.

Ici se termine le travail de traduction du mémoire de mon ami le Dr Ch. Féré. Nous sommes convaincus que les lecteurs ont apprécié, comme elles le méritent, les notions cliniques y contenues et les applications pratiques, qui en découlent. Nous disons applications pratiques ; en effet : de l'étude approfondie des accidents et des maladies du système nerveux résulte des mesures hygiéniques d'une valeur incontestable pour la vie de

(1) Lasègue. Les cérébraux. *Études médicales.* Paris, 1884.

tous les nouveaux individus qui au moment de leur naissance présentent des défauts physiques et des altérations morales de diverses espèces.

De tels malades sont fatalement condamnés à souffrir et, vis-à-vis de leurs semblables, à causer et à créer des embarras par suite de leur peu d'aptitude pour la vie, à moins d'être l'objet de soins assidus de la part de ceux qui doivent s'occuper de la santé et du bien-être particulier et général. De là, le besoin de la création d'établissements spéciaux pour le traitement des fous quelle que soit leur altération mentale, et des dégénérés dont M. Ch. Féré nous a fait connaître l'origine dans le travail qui précède.

La population de Rio-Janeiro, quoi qu'on en dise, augmente tous les jours et, par là, le chiffre de ses habitants devenant malades ; d'un autre côté, l'affluence des malades fournis par les autres villes y devient de plus en plus marquée à cause de la facilité des ressources ; il en résulte que les hospices et — puisque l'occasion nous permet de le dire — même les hôpitaux sont, à l'heure présente, insuffisants, sous beaucoup de rapports, pour le nombre de malades que les moyens d'existence mettent dans la presque impossibilité de rétribuer les consultations et les traitements médicaux. En outre, *l'installation* de *services de clinique*, correspondants aux diverses spécialités (1) médicales et chirurgicales, constitue la partie principale, on peut dire, indispensable de l'éducation et de l'instruction médicales, pour le nombre toujours croissant d'étudiants venant dans la capitale brésilienne, afin d'y pouvoir faire leur médecine ou leur pharmacie. Or, comme ce sont les malades qui fournissent les éléments *indispensables* à l'apprentissage clini-

(1) En médecine, aujourd'hui que l'analyse est devenue plus pénétrante et plus savante, multiplie sans cesse et presque jusqu'à l'infini le nombre des faits, personne ne saurait plus sérieusement prétendre à tout embrasser, à tout approfondir, l'encyclopédie est plus que jamais au-dessus des forces d'un seul. Chacun, parmi les chercheurs, comprend tôt ou tard la nécessité de limiter, s'il ne veut pas abdiquer, le champ de son activité (Charcot ; *loc. cit.*). (S. L.)

que, tous ceux qui sont reçus, traités et soignés dans les salles hospitalières serviront à l'étude pratique. C'est ainsi que l'on procède en France, en Angleterre, aux États-Unis, en Allemagne, en Italie, etc.

La clinique dans les hôpitaux, suivant ses divers procédés, est la base de l'enseignement médical ; elle doit être quotidienne et intelligemment dirigée. Hôpital et connaissance clinique, ce sont deux termes inséparables. « L'art d'examiner les malades », dit M. le professeur Jaccoud, « est soumis à des règles précises, cela est vrai ; mais la connaissance de ces règles, qui est d'absolue nécessité, ne saurait pourtant suffire ; il faut opérer soi-même ; il faut, permettez-moi cette expression, manier et retourner un grand nombre de malades et arriver ainsi, par un exercice quotidien, non seulement à saisir le diagnostic et le pronostic, mais encore à formuler le traitement dans ses détails (1). »

Les deux Écoles de médecine que possède actuellement le Brésil (l'une à Rio-Janeiro, l'autre à Bahia) ont passé dans ces six dernières années par de grandes modifications qui les transformeront sans doute, dans un avenir plus ou moins prochain. A Rio-Janeiro, en particulier, grâce aux efforts et à l'habile direction du Doyen, M. le professeur de Saboïa, les éléments des études médicales et les méthodes d'enseignement ont subi une véritable réforme qui déjà est entrée dans une heureuse mise en pratique; il est fort à désirer que de tels efforts soient appuyés et maintenus par les honorables collègues de M. de Saboïa dans la voie où ils ont été mis ; ce que, du reste, beaucoup n'ont pas manqué de faire. Les cliniques de l'hôpital de la *Misericordia,* fréquentées par les élèves, n'ont pas échappé à l'attention de l'éminent professeur brésilien.

(1) S. JACCOUD. *Leçons de clinique médicale faites à la Charité,* 1869, Paris. Introduction. Brouillaud avait donné des conseils semblables. (*Philosophie médicale,* Paris, 1838, p. 244.) (S. L.)

XIV

Cas d'intoxication saturnine.

Obs. M. F..., 24 ans, tonnelier en magasin (premier garçon), constitution moyenne, est entré dans la salle Bouvier, service de M. le professeur Charcot, le 2 novembre 1886.

Antécédents héréditaires. — Père, 57 ans, tonnelier (1er garçon comme son fils), eut une première atteinte de goutte saturnine en 1873 (il avait 43 ans) ; cette première manifestation se fit dans le gros orteil gauche. La seconde atteinte eut lieu en 1878 ; celle-ci fut beaucoup moins forte que la première, mais elle dura plus longtemps. Dans la suite, ses accès revinrent avec une fréquence plus grande. A cette seconde attaque, les manifestations de l'orteil gauche sont assez vives ; le gros orteil droit est pris à son tour, mais les altérations de l'orteil gauche sont plus intenses. Les articulations des genoux sont le siège d'altérations goutteuses, plus accentuées au genou droit. Peu à peu les manifestations montent ; le malade se plaint de douleurs dans les parties antéro-latérales du thorax ; ces douleurs l'empêchaient quelquefois de respirer et de se moucher aisément. Enfin, entre 1880 et 1881, les épaules, les coudes et les articulations des doigts sont devenues plus ou moins douloureuses. Les médius des deux mains ne peuvent être ni complètement étendus, ni fléchis.

Le poignet droit est ankylosé ; sur la face dorsale de la main de ce côté on constate la tumeur de Gubler, à peu près sur le tendon extenseur de l'annulaire ; une autre entre l'hélix et l'anthélix des deux oreilles. Un ou deux jours avant d'avoir ses douleurs des jointures, surtout des orteils, il est pris d'une diarrhée très forte, il s'affaiblit et enfin est pris des manifestations articulaires.

Mère 43 ans ; à peu près à l'approche de la *ménopause* elle fut prise d'évanouissements, de secousses des membres, accompagnées d'une certaine raideur de ces mêmes membres ; ces convulsions la faisaient tomber quelquefois, si elle se trouvait seule. Il lui arrivait d'articuler des *mots* dont elle ne se rappelait plus, une fois la crise finie. Dans ses premières crises, celles-ci étaient précédées de nausées; dans les dernières, ces nausées ont été remplacées par les mots qu'elle prononçait. Ses crises lui venaient tous les 8 ou 10 jours et durèrent à peu près 2 ans.

Frère bien portant, actuellement. Eczéma.

Oncle maternel mort dans l'espace d'une heure ; il avait *grossi rapidement* dans les derniers temps de sa vie.

Deux sœurs : l'une morte à 4 ans du croup ; l'autre morte à 18 mois de la fièvre typhoïde.

Deux cousins germains souffrent du foie ; jambes gonflées.

Oncle paternel mort à la suite d'une affection abdominale ; on lui avait fait trois abdominocentèses.

Antécédents personnels. — Convulsions de nature probablement épileptique à l'âge de 3 ans : il faisait aller ses membres, perdait connaissance, se mordait la langue, pissait et perdait ses fèces. Ces crises se répétaient un nombre très grand de fois en séries ; quand elles s'épuisaient, il se trouvait alourdi, très fatigué, il avait de la peine à répondre à ce qu'on lui demandait. Elles ont duré à peu près jusqu'à 12 ans (8 à 9 ans). Entre 5 et 6 ans, les convulsions diminuent d'intensité et disparaissent à peu près complètement en peu de jours ; elles sont remplacées en grande partie par des troubles vaso-moteurs très accentués : rougeur violacée des lèvres, des yeux, narines, de toute la tête, et des extrémités.

Rougeole de trois semaines de durée, à l'âge de 6 ans. Entre 6 et 7 ans, il aurait eu 2 nouvelles attaques de rougeole (?) moins intenses que la précédente. Petite vérole à 8 ans. Fièvre cérébrale à 8 ans 1/2, 5 mois de durée. Fièvre muqueuse d'un mois de durée, entre 9 et 10 ans.

Entre 11 et 12, une affection abdominale pendant laquelle il rendait ses excréments par la bouche ; il lui fut impossible, pendant 2 jours, d'évacuer ses fèces, sans l'emploi d'un instrument (une sonde).

Entre 14 et 15 ans, le malade est pris de rougeurs presque quotidiennes s'accompagnant de légers étourdissements, et de la vision *d'espèces de chaînes à anneaux circulaires.* Ces troubles vaso-moteurs et oculaires persistent jusqu'en 1885, mais ils diminuaient toujours.

A l'âge de 15 ans, en janvier 1877, en se levant un matin, il est pris, au moment où il venait de poser son pied gauche par terre, d'une douleur qu'il compare à un *coup sec de couteau* et qui s'est montrée d'abord à la partie inférieure de la cuisse gauche. Cette douleur fut forte et l'obligea de se recoucher.

Pendant le courant de cette journée, il a essayé de se lever 4 ou 5 fois, mais il ne peut le faire. Au bout du 2e jour, au matin du

3e jour, la douleur étant diminuée, il se lève et s'en va reprendre sa besogne au magasin. A ce moment, il boitait déjà et chaque pas le faisait souffrir, principalement s'il posait son pied à faux ; il l'évitait en partie en faisant accompagner ses pas de sa vue.

Pendant les 3 mois qui suivirent le début de l'affection il *boitait droit ;* à partir de mai, il boite droit et aussi en arrière ; il commence à boiter d'une façon déhanchée.

Entre le début de la coxalgie et le moment où il est admis dans le service de Broca le malade fut soigné par un chirurgien, M. Dourelant et deux médecins, MM. Bridoux et Renaut, lesquels auraient parlé de sciatique.

A dater du début, l'affection va en augmentant, malgré certaines petites rémissions.

Au mois de décembre 1879, le malade, par les indications d'une cousine qui avait été surveillante de Broca, va à la consultation de ce chirurgien qui le reçoit le 24 du mois susdit. Le 1er janvier, Broca opère le malade, mis, après l'intervention, dans la gouttière de Bonnet.

Le malade reste dans cette gouttière 38 jours, en est ensuite retiré, reste alité encore pendant 30 jours, se lève et n'a la permission de marcher que le 4e mois environ, après l'opération. Il lui est arrivé de glisser et de tomber sur le côté malade, ce qui lui a causé une rechute ; il en a été quitte au bout de 3 semaines à peu près. Il se lève, se sert de béquilles pour marcher, les quitte, va et vient dans la salle St-Pierre (service de Broca).

Enfin, à la 2e moitié du 5e mois, il est envoyé à Vincennes, d'où il sort après un séjour d'un mois (6 mois d'hôpital, en juillet 1880).

Un an après son exeat définitif, il est pris un jour, vers 7 heures du soir, d'un accès épileptique ou épileptoïde, qui dure environ 3/4 d'heure. Le malade serait tombé raide dans les bras de son père, sans connaissance, n'aurait pas eu de convulsions cloniques, reste quelques minutes dans cet état, revient en partie à lui, entend vaguement les choses ; au bout de 30 minutes, il parle, entend et voit ; il est pâle, alourdi et étourdi. On l'a couché, on lui a appliqué un vésicatoire à chaque mollet, on lui a donné un bain de pied à la moutarde ; ce dernier ordonné, après recouvrement de la connaissance. Le lendemain matin, tous les troubles ci-dessus étaient disparus.

Déjà en janvier 1881, au moment où il se met à son travail, en prenant son marteau pour frapper les cerceaux des fûts, son poignet droit s'affaiblit tout d'un coup ; et alors, quoiqu'il tienne toujours le marteau à l'aide de ses doigts pouvant, eux, se fléchir et s'étendre, il lui devient impossible de *soulever le poignet* pour faire les mouvements nécessaires à l'acte de frapper. A ce moment, il put néanmoins élever son coude et son épaule. Cette impossibilité de tenir son outil lui dura 15 jours ; elle disparaît peu à peu, et le malade peut enfin reprendre sa besogne.

Rien de semblable dans le poignet gauche. A peu près en mars 1883 il est pris de quelques douleurs dans la cuisse gauche (celle du côté où Broca avait fait l'opération) ; ces douleurs augmentent progressivement, sont plus fortes la nuit que le jour ; au bout de 6 ou 8 jours du commencement des douleurs fémorales, le malade est pris de dysorexie, de dyspepsie, de constipation qui alternent ; une fois la constipation établie, des coliques se montrent, d'abord faibles, ensuite de plus en plus fortes, durent 21 jours environ et disparaissent enfin. Quand il se lève, il est remis de ces douleurs, mais s'aperçoit que son poignet droit est impuissant et incapable de jouer comme celui du côté gauche. C'est là la même faiblesse qui l'avait atteint en 1881. Cette faiblesse s'amende lentement, car ce n'est que 16 jours après que le malade peut remuer sa main et ses doigts ; cette fois-ci, l'amélioration n'est pas totale, parce que le malade ne peut pas étendre complètement les doigts.

En août 1884 (5 mois après), nouvelle série de phénomènes douloureux commençant dans la cuisse et finissant dans les intestins, avec la constipation, série après laquelle, impuissance du poignet qui ne s'est plus remis jusqu'aujourd'hui (voir état actuel).

En juillet 1882, en finissant un jour son travail, vers 4 heures de l'après-midi, le malade est pris à l'occasion, où il arrange son dernier chandelier, d'une *impuissance complète de son membre supérieur* droit, *incomplète de l'inférieur* du même côté ; en même temps, la langue ne peut pas être tirée hors des lèvres, la parole est très embarrassée et le malade bégaye fort. Impuissance incomplète pour le membre inférieur droit parce que le malade peut se tenir debout, ne tombe pas et même se traîne, en le traînant jusqu'à un robinet. Alors, il trempe sa tête en la plaçant sous le robinet.

Pendant ce temps, il a senti le contact du sol et de quelqu'un qui l'a tenu par son bras droit, quand il s'acheminait du côté du robinet. Cette paralysie (hémipl.) n'aurait duré que 60 à 80 secondes.

Le 22 juin 1885 (4 mois ou 4 mois 1/2 après le début des troubles des membres) le malade commence à sentir dans ses épaules droite et gauche, et dans ses bras, des sensations de brûlures, des fourmillements qui existent continuellement, à peu près sans exacerbations. Alors, le malade n'arrive pas à mettre ses bras au niveau de l'horizontale, notamment le bras droit, où les sensations ci-dessus notées sont plus accentuées. Un mois 1/2 après, elles diminuent beaucoup et s'en vont même.

En août 1886, il éprouve des nausées, des vomissements, notamment à la vue des aliments, quand il allait faire ses repas. Vomissements et nausées durant 3 semaines jusqu'au jour où un médecin lui ordonne la potion de Rivière.

A cette époque (août) le poignet et les doigts gauches s'affaiblissent, 6 ans et 6 mois après le début au poignet droit et ils sont faibles encore actuellement ; le malade ne peut pas relever son poignet.

Le 11 octobre, dans la matinée, les douleurs, que le malade a habituellement dans sa cuisse gauche, s'augmentent rapidement, sont suivies de douleurs dans le côté gauche du ventre (coliques gs) ; ces dernières sont fortes et se généralisent dans tout l'abdomen. La nuit il s'aperçoit que ses épaules, ses membres supérieurs, sont pris d'une faiblesse rapide et inespérée, ce qui l'effraie et lui fait dire à ses parents qu'il est perdu.

Le lendemain matin (12 octobre), la faiblesse se manifeste aux jambes, où elle commence au gros orteil. A partir de ce moment, l'impuissance fait des progrès qui sont moins rapides pourtant que ne le ferait croire la brusquerie du début des dernières perturbations.

État actuel. — 12-19 décembre 1886. Malade amaigri ; taille ordinaire, yeux saillants depuis à peu près l'âge de 4 ans ; c'est-à-dire que ces yeux commencèrent à grossir à cet âge-là avec les premières convulsions.

Sensibilité cutanée. — Hyperesthésie généralisée surtout marquée aux membres inférieurs ; les genoux sont douloureux. Le malade les place presque toujours l'un à côté de l'autre, car s'ils sont superposés leur contact l'énerve et lui provoque même quelques douleurs.

Quand, après avoir conservé ses genoux fléchis pendant un temps très long, le malade cherche à les étendre, il éprouve par ce changement de position un *tiraillement de nerfs* dans les mollets, suivi d'une douleur en *coup de lancette*. Outre les troubles susindiqués, le contact des draps avec les membres inférieurs est très désagréable au malade, qui accuse aussi un engourdissement variable dans les membres inférieurs et supérieurs. Mouvements des épaules et des coudes conservés, mais affaiblis notamment à droite. Mouvements des poignets (flexion exceptée) très affaiblis, presque disparus, comme celui d'étendre les poignets et les doigts ; l'écartement et le rapprochement des doigts sont très diminués. Les poignets tombent.

Mouvements de flexion, d'extension, d'abduction, d'adduction des membres supérieurs sont conservés, quand le malade est couché; mais s'il est assis, l'adduction de la cuisse gauche est arrêtée à un certain moment et n'est pas complète. Les mouvements des jointures des pieds, la flexion et l'extension des orteils sont conservés.

Douleurs intenses au ventre prédominant tantôt à droite, tantôt à gauche: *Coliques saturnines*. En général, ces coliques sont précédées ou suivies de douleurs siégeant à la cuisse gauche, elles peuvent pourtant venir seules.

Sommeil impossible quand il souffre; très normal quand il ne souffre pas de ces douleurs. Il lui semble avoir dans le ventre un corps étranger qui descend de l'épigastre ou d'un des hypochondres dans le bas-ventre (hypog.), où il tourne un certain nombre de fois; c'est à ce moment que la douleur devient très intense.

Le malade est pris de temps à autre d'une espèce de frisson, qui n'en est pas un, car il dit ne pas sentir froid, ni les autres caractères de ce trouble nerveux. Il claque des dents, est secoué par un tremblement général durant quelques secondes et, quelques minutes après, il est pris d'un de ses accès douloureux; de sorte que, alors, le tremblement annonce les coliques.

Celles-ci se présentent de deux façons différentes; tantôt précédées de douleurs débutant dans la cuisse gauche, tantôt elles se montrent d'emblée et ne sont pas précédées, nulle part, d'aucune manifestation douloureuse sérieuse. Au premier cas, il ressentira d'abord quelques-uns des symptômes rappelant son ancienne coxalgie et durant 2, 3, 4 heures; ensuite, les douleurs du ventre se montrent, augmentent peu à peu d'intensité et, au moment où elles deviennent assez intenses, les douleurs *coxalgiques* se réduisent à leur minimum et disparaissent (*duobus doloribus, progresso obortis vehementior*, etc.) Au second cas, les troubles se montrent comme à l'ordinaire, ou comme à la 2e partie du premier cas.

Atrophie notable du membre gauche. Dysorexie marquée; constipation; purgatifs.

Érections fréquentes et douloureuses durant quelques nuits. Insomnie; bromure de potassium et de camphre, potion de morphine. Soulagement. Le malade sort inopinément, et nous n'avons pu examiner ses *sens spéciaux*.

Y aurait-il des manifestations de nature hystérique, en même temps que les symptômes de l'intoxication saturnine? Nous ne saurions le décider. C'est une observation incomplète, pourtant très intéressante à cause des *antécédents héréditaires* et *personnels* du sujet, et à cause des allures un *peu singulières* des troubles saturnins.

XV

Deux mots sur une épidémie de grippe, particulièrement sur ses manifestations pulmonaires.

Suivant la plupart des auteurs (1), on peut décrire à la grippe les formes que voici : la forme thoracique, la forme cérébro-spinale et la forme abdominale; celles-ci se comprennent d'elles-mêmes. Chacune d'elles présente quelques modalités plus ou moins intéressantes en clinique; dans la troisième, on distingue les modalités typhoïde, bilieuse ou hépatique et cholériforme; dans la deuxième, la modalité ataxo-adynamique; dans la première, les modalités pulmonaires et cardiaques.

On se rappelle l'épidémie de grippe qui régna, à Paris, entre 1885-1886, principalement dans le premier trimestre de 1886; les cas n'en manquèrent dans les hôpitaux de Paris. Comme dans toutes les épidémies de grippe, on constatait des trachéo-bronchites, et des bronchites (grosses bronches), dont le mouvement fébrile et l'intensité étaient légers et la durée était courte; mais ce qui caractérisa cette épidémie, ce fut les manifestations pulmonaires, la pneumonie et la broncho-pneumonie qui sont les complications thoraciques les plus fréquentes et, peut-être, les plus graves.

M. le professeur G. Sée classe ce qu'on peut appeler les complications de la grippe en 3 groupes principaux :

(1) PIORRY. *Caractères distinctifs des pneumonies*, etc., Paris, 1837. — GRISOLLE. *Traité de Pathologie interne*, Paris, 1879. — COPPLAND. *Forms complications*, etc. *of grippe's bronch.*, London, 1866. — JACCOUD. *Traité de Pathologie interne*, Paris, 1887, 8e édit. — VINCENT. *Des différentes formes de la grippe*, Paris, 1867. — DOUSSIN. *Formes cliniques et diagnostic de la grippe*, Paris, 1880. — MÉNÉTRIER. *Grippe et pneumonie*, 1886, Paris.

I. — Grippe broncho-pulmonaire grave.

a. Bronchiolite (bronchite capillaire).

b. Broncho-pneumonie.

c. Pneumonie migratrice.

d. Pleuro-pneumonie.

II. — Grippe infectieuse grave (localisée sur les organes lymphoïdes, amygdales, rate, glandes sécrétoires, reins).

a. Angine.

b. Amygdalite (qui peut s'abcéder, 40°, subdelirium).

c. Rate. Hypertrophie douloureuse.

d. Albuminuries.

III. — Lésions cérébro-méningées (difficiles à diagnostiquer) de la fièvre typhoïde et de la tuberculose (1).

Toutefois, comme le fait remarquer M. Michel dans son travail inaugural (2), on peut voir quelques autres complications qui, pour être rares, ne laissent pas d'avoir une certaine gravité; telles sont les suppurations sous-périostiques et osseuses (fait de M. le professeur Richet, en 1879), les inflammations, suppurées ou non, de la trompe d'Eustache et des oreilles moyenne et externe (faits de M. le docteur Richardière).

Pendant notre externat dans le service de M. le professeur Sée, en 1886, nous fûmes à même de voir les *grippés*, admis dans ses salles de l'Hôtel-Dieu; les hommes y furent plus nombreux que les femmes. Comme nous disions il y a un instant, on observa principalement les complications pulmonaires, qui causèrent un nombre assez grand de victimes. Les observations suivantes donneront des exemples de l'épidémie à laquelle nous avons fait allusion.

(1) G. Sée. *Maladies spécifiques non tuberculeuses du poumon*, Paris, 1885.

(2) D. Michel. *De la grippe et de ses manifestations pulmonaires*, Paris, 1886. Dans cette thèse on lit une note de M. Marfan, alors interne de M. le Dr Bucquoy, laquelle résume les principaux symptômes, et les lésions trouvées à la nécropsie.

Obs. I et II. — *Pneumonie mortelle chez deux conjoints. — Intervention possible de la grippe. — Présence certaine du pneumonocoque* (1).

Alphonse et Marie P..., âgés de 35 et 30 ans, tous deux premiers serviteurs à l'hôpital de la Pitié, sont des personnes d'une constitution supérieure à la moyenne. Ils sont employés dans cet hôpital depuis huit et quatre ans.

Depuis cette date, ils n'ont jamais fait de maladie, sauf une fièvre intermittente quarte à forme pneumonique qu'a présentée Marie. Ils habitent une chambre petite, mais suffisamment aérée.

Marie a accouché, il y a seize mois, d'un enfant qui est mort en nourrice. Elle est de nouveau enceinte de six mois et demi.

Le 27 février elle fut prise de frisson et d'un point de côté gauche et m'a fait prier de l'aller voir. Je lui trouve une fièvre assez vive. Des deux côtés de la poitrine râles, sibilants et ronflants ; aux deux bases râles sous-crépitants. Dans l'aisselle gauche, râles sous-crépitants fins. La voix de Marie est extrêmement rauque, — cette altération de la voix remonte à trois jours. Il y a huit à dix jours que la malade se sent mal à l'aise. Elle est enrhumée, souffre de douleurs vagues. Cependant elle a pu faire la veille encore son métier de ventouseuse. Je pense qu'il s'agit d'une grippe avec congestion pulmonaire du côté droit. L'état de grossesse rend compte de la dyspnée relativement notable. Je prescris une potion alcoolisée et l'application de ventouses. La nuit est assez bonne.

Le 28 février, la température de Marie est de 38°,4. L'amélioration continue. Mais c'est surtout Alphonse qui réclame mes soins.

Celui-ci a été pris à neuf heures du matin, étant en train de balayer, d'un frisson très violent avec douleurs de reins. Ce frisson a duré deux heures. A midi, la peau est brûlante, le thermomètre marque 40°,4. La douleur s'est fixée au côté gauche. Il ne tousse pas, ne crache pas. L'exploration de la poitrine ne révèle rien. Il est impossible de dire quelle sera la maladie aiguë qui vient d'apparaître.

J'engage Alphonse à prendre un lit dans le service de son chef M. Lancereaux. Le soir il a toussé et craché. L'interne, M. Besançon, constate déjà sous l'aisselle gauche quelques râles crépitants et du souffle.

Il n'est plus douteux que l'on soit en présence d'une pneumonie. Celle-ci va s'affirmer avec une intensité et une célérité vraiment remarquables.

(1) Netter. *France médicale*, Paris, 25 mars 1886.

Le 1er mars, à 4 heures du soir, il y a une hépatisation totale des deux tiers inférieurs du poumon gauche, — matité de bois. — Vibrations exagérées. Souffle tubaire qui ne s'accompagne de râle qu'à la limite supérieure.

A la base droite, il y a également de la matité, du souffle bronchique mêlé de râles crépitants. Les crachats extrêmement adhérents sont absolument sanglants. Les inspirations sont très fréquentes, superficielles.

La dyspnée est extrême. Un ronchus trachéal s'entend à distance. Une saignée de 500 gr. procure bien un soulagement ; mais il n'est que temporaire.

Les signes physiques persistent les jours suivants. La mort survient le 4 mars à une heure de l'après-midi, après 4 jours et 4 heures de maladie.

28 février. T. M. 40°,4, T. S. 39°,2.
1er mars. T. M. 38°,9, T. S. 39°,7.
Le 2. T. M. 39°,1, T. S. 39°,2.
Le 3. T. M. 39°, T. S. 39°,5.
Le 4. T. M. 39°, T. S.

Je reprends l'histoire de Marie.

1er mars à 10 heures elle est prise de douleurs. J'assiste à l'accouchement qui se fait sans difficulté aussi bien que la délivrance. L'enfant paraît avoir moins de sept mois. Il est vivant. Le soir et la nuit, dyspnée. T. 40°.

Le 2 à 8 heures du matin je constate que la dyspnée est notable. Il y a toujours les mêmes signes de bronchite généralisée. Mais il y a maintenant au sommet droit de la submatité et du souffle tubaire mêlé de râles. Les crachats sont surtout muqueux. Mais on y trouve des stries fibrineuses jaunâtres. T. M. 38°. T. S. 40°.

Marie à son tour est transportée salle Laënnec dans le service de M. Jaccoud. Les signes de pneumonie les jours suivants ne se modifient pas et occupent le sommet gauche.

La dyspnée ne fait que croître, la face se cyanose, la respiration s'embarrasse. La mort survient le 5 mars à 2 heures du matin. Le traitement a consisté dans l'alcool à haute dose, les ventouses sèches, le bromhydrate de quinine.

Le 2. T. M. 38°. T. S. 40°.
Le 3. T. M. 40°. T. S. 39°,5.
Le 4. T. M. 39°,5.

L'autopsie nous a été refusée ; elle n'était pas nécessaire pour faire accepter dans les deux cas le diagnostic de pneumonie lobaire fibrineuse. Les signes physiques, les symptômes fonctionnels et généraux autorisent celui-ci. Il est du reste confirmé dans les deux cas par l'examen des produits de l'expectoration qui a révelé la présence en abondance du microbe lancéolé encapsulé de Friedlander.

Pourquoi cette rapidité et cette gravité exceptionnelles que n'expliquent ni l'âge ni les antécédents des deux malades ? Nous ne pouvons nous empêcher d'attribuer une certaine importance à l'existence de la grippe. Elle a été incontestable chez Marie. Alphonse, de son côté, tout en continuant son service, était mal en train depuis deux jours. La pneumonie grippale, qui fut fréquemment observée en 1837, tuait, elle aussi, rapidement et sans arriver à l'hépatisation grise. Faut-il accepter qu'il y ait eu chez nos deux malades une pneumomie analogue ? Dans tous les cas elle a été chez tous deux une pneumonie à pneumocoques.

Nous ne saurions admettre qu'il y ait eu contagion de la femme à l'époux. Les deux conjoints ont été atteints simultanément. Mais ce qui a été ici hors de doute, c'est la nature infectieuse du mal qui, sans l'intervention de cause adjuvante appréciable, a mis fin à ces deux existences.

Les partisans de la nature infectieuse de la pneumonie ne sont pas dépourvus d'arguments et ceux que leur fournissent les épidémies de familles, de maisons ou de villages, sont assez nombreux. Il nous a paru bon cependant de ne pas laisser perdre cette histoire.

OBS. III. — *Pneumonie grippale. — Guérison.* Recueillie par notre ami le Dr PIGNOL.

L., Nicolas, âgé de 66 ans, jardinier, entre le 2 mars 1886 à l'Hôtel-Dieu, salle Saint-Joseph, n° 16 (service de M. le professeur Germain Sée).

Pas d'antécédents héréditaires tuberculeux. Le père et la mère du malade sont morts du choléra, en 1832 ; il n'a jamais eu ni frères, ni sœurs.

Comme antécédents personnels, nous trouvons une fièvre palustre contractée à Gisors, il y a huit ans. En 1880, le malade perd sa femme des suites d'une maladie de cœur, probablement. Il reste avec deux enfants qui sont d'ailleurs bien portants. Il a alors, dit-il, une fluxion de poitrine qui dure vingt-cinq jours, avec fièvre, point de côté, etc.

L'hiver dernier, le malade s'est beaucoup fatigué. Il s'est refroidi, et a avalé une grande quantité de poussière en tamisant des cendres. A partir du mois d'octobre, il s'est mis à tousser. Il a beaucoup maigri. Toutefois, il n'a jamais eu ni sueurs nocturnes, ni hémoptysies. L'appétit est toujours resté excellent.

A son entrée à l'hôpital, le malade souffre depuis douze jours.

L'affection a débuté par un frisson violent accompagné d'un point de côté à droite. Il est extrêmement affaibli et amaigri. La vue est faible, l'oreille dure. Enfin le malade se plaint de battements de cœur : il a eu, dit-il, les genoux enflés il y a deux mois, mais n'a jamais eu d'attaque de rhumatisme aigu. Enfin, il présente sur la lèvre supérieure et sur la narine droite une éruption d'herpès ayant évolué avec la maladie.

La *percussion* du thorax dénote de la matité à droite et à la partie supérieure.

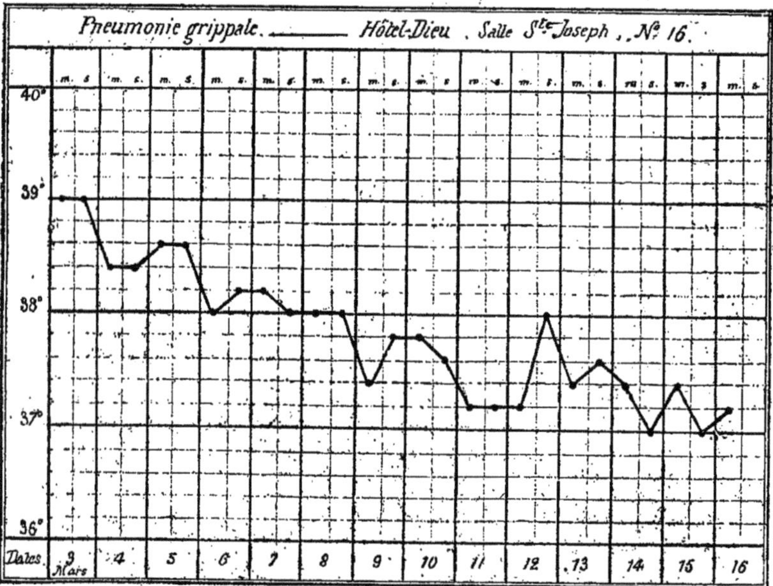

L'*auscultation* révèle tout d'abord de gros râles humides très nombreux dans les deux poumons, mais surtout en avant et à droite.

Enfin on trouve dans le poumon droit des bruits de caverne au sommet et en arrière. A ce niveau, il existe en arrière, dans la fosse sus-épineuse du souffle tubaire très net et se propageant en avant.

Les crachats sont visqueux, non rouillés, composés de deux parties, l'une spumeuse, aérée, l'autre muco-purulente.

Du côté de l'appareil circulatoire, on trouve en examinant le cœur, l'impulsion cardiaque affaiblie, peut-être y a-t-il un bruit de galop. Les artères sont athéromateuses. Le pouls est fort, vibrant : la température est de 39°. Enfin, le malade accuse une céphalalgie intense.

Le lendemain de son entrée, 3 mars, le malade est très abattu. La température est de 39°, le pouls est à 100. La dyspnée est intense, les signes thoraciques sont les mêmes que la veille. L'expectoration est toujours très abondante ; mais, outre les crachats aérés, on trouve un crachat rouillé, couleur gelée d'abricot.

Cet état persiste pendant trois à quatre jours avec les mêmes phénomènes : malade très abattu, dyspnée intense, souffle tubaire très accentué et très net au niveau de l'union du tiers moyen avec le tiers supérieur du poumon droit : expectoration nettement rouillée. Rien du côté de l'appareil digestif, rien dans les urines. Comme phénomènes nerveux, de la céphalalgie intense, des douleurs musculaires et des courbatures.

Le 9 mars. Défervescence légère de la fièvre qui d'ailleurs n'avait jamais été très intense. La température tombe à 37°,4. L'examen thoracique révèle à la base et au-dessus du poumon droit la présence de râles crépitants qui viennent éclater par bouffées sous l'oreille de l'explorateur pendant l'inspiration. Au niveau de la fosse sus-épineuse, il y a un souffle qui a d'ailleurs diminué d'intensité. Les symptômes de tuberculose pulmonaire n'ont pas varié.

Dès lors, rien de bien remarquable, à part une légère poussée fébrile, le 12 mars. Le malade entre en convalescence. L'herpès nasal et labial disparaît, ainsi que l'état pour ainsi dire typhoïde du malade. A la date du 15 mars, l'examen de la poitrine révèle simplement, outre les bruits de caverne disséminés au sommet des deux poumons, de gros râles muqueux des deux côtés de la poitrine, et des râles sonores et sibilants. Le souffle tubaire a disparu complètement à droite ; l'expectoration est devenue de nouveau spumeuse et aérée, sans trace de sang.

Obs. IV. — *Pneumonie grippale. — Guérison.*

Le 16 février entre salle Saint-Christophe, à l'Hôtel-Dieu, service de M. le professeur G. Sée, le nommé Lamouche (Germain), âgé de 54 ans.

Antécédents héréditaires. — Le père est mort phtisique.

Antécédents personnels. — A 10 mois, une ophtalmie double qui est restée incomplètement guérie. A 4 ans, rougeole. A 16 ans, fièvre dont le malade ignore le nom, mais qui aurait duré assez longtemps.

En 1873, âgé de 41 ans, pleurésie gauche après refroidissement ; à ce moment aussi quelques crachements de sang. Le malade resta trois mois sans se remettre complètement. Sa profession de journalier l'expose à des rhumes fréquents.

Début. — Le mardi 16 février, le malade vient à la consultation.

Il est souffrant depuis quelques jours déjà; il a une fièvre assez vive, il tousse, accuse des points de côté et de la dyspnée.

État. — On trouve à l'examen de la poitrine en *percutant* à gauche et en arrière de la matité presque absolue dans les 3/4 inférieurs du poumon et de la submatité au sommet. La *palpation* démontre la diminution des vibrations thoraciques dans la moitié inférieure du poumon gauche. Pas de déformation apparente de la poitrine.

L'*auscultation* du poumon gauche décèle l'existence d'un souffle dans toute l'étendue de la matité ou à peu près; ce souffle est vague et inconstant. Enfin, dans la moitié supérieure du poumon : râles crépitants accompagnés de quelques râles sibilants et de bruits qui

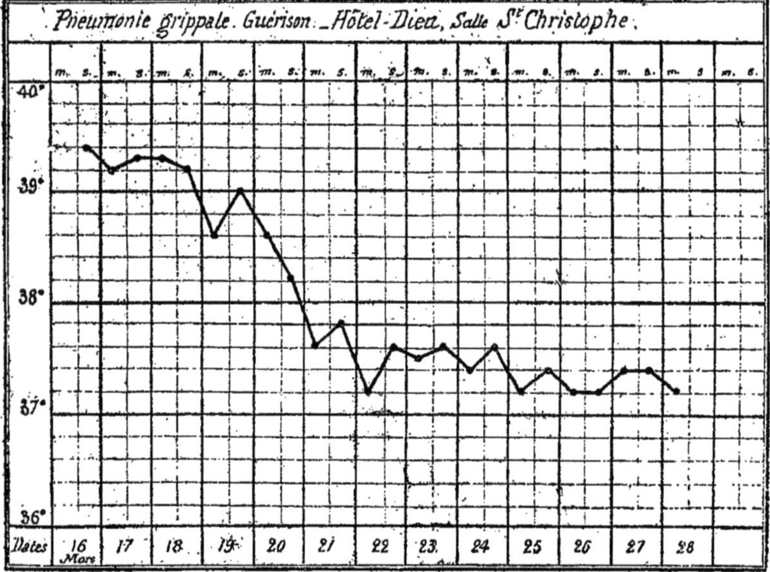

rappellent les frottements pleuraux. Dans le 1/3 moyen de la région existent de l'égophonie et de la pectoriloquie aphone.

A droite l'auscultation fait entendre quelques râles de bronchite. Le murmure vésiculaire est plus rude dans certaines régions, affaibli dans d'autres. Rien au cœur. Le pouls est plein, régulier; il marque 94 pulsations.

Anorexie. Sommeil agité. Pas de délire. Température rectale 39°,4.

Le 17. L'état de la veille s'est accentué. Température rectale 39°,3.

Le soir M. Capitan, chef de clinique, constate une prédominance des phénomènes pleurétiques : égophonie plus accentuée, pectoriloquie aphone plus nette, abolition des vibrations thoraciques. La T. 39°,2. La constipation persiste.

Le 18. La température est de 39°,3 le matin et de 39°,2 le soir. Les signes sont à peu près identiques. Le souffle bronchique, la bronchophonie et les râles, tendent à prédominer.

Le 19. T. matin, 38°,6 ; soir 39°,2.

Le pouls est moins fort. Le malade est abattu, ressent des douleurs dans la moitié droite du thorax en avant et en arrière. Il a beaucoup plus craché cette nuit que les jours précédents. Les crachats non « rouillés », sont striés de sang. La matité, les râles et la bronchophonie s'étendent du côté de l'aisselle où le malade accuse les douleurs pendant la respiration. Il y a de la dyspnée (26 inspirations). Deux selles assez abondantes. L'abattement est plus marqué. Prédominance des signes de pneumonie.

Le 20. La température matinale est de 38°,6. Dans l'aisselle gauche souffle pleurétique accentué, avec des râles crépitants de retour assez nets. A gauche et en arrière les vibrations thoraciques ont reparu, mais affaiblies. Le soir, T. 38°,2. Pouls 80°. Pas de souffle. Râles de retour nets dans le poumon gauche. La bronchophonie est très diminuée ; il y a des frottements pleuraux ; égophonie et pectoriloquie atténuées. L'état général est meilleur. La dyspnée a disparu.

Le 21. Température matin, 37°,6 ; soir 37°,8, état stationnaire.

Le 22. Le malade entre en convalescence.

Ce malade a été suivi jusqu'au 29, l'état était très satisfaisant et la guérison considérée comme irrévocable.

XVI

Rétraction de l'aponévrose palmaire ; — de l'aponévrose plantaire. — Rhumatisme articulaire aigu. — Affection cardiaque.

Dans sa *Monographie des dermatoses*, publiée en 1832, Alibert traça la symptomatologie et le diagnostic d'une affection de la main qu'il nomma *érythème paratrimme;* pourtant il en méconnut le siège précis et même la nature, comme on le voit par le terme paratrimme. Sept ans plus tard, Dupuytren, ayant disséqué l'aponévrose palmaire de deux ou trois mains, démontra le siège anatomique des lésions et fournit de la sorte un puissant contingent à la connaissance exacte de la rétraction palmaire; on en trouve la description dans la seconde édition de ses *Leçons cliniques*. Enfin, en 1853, Gerdy, dans sa *Chirurgie pratique*, compléta ce qui manquait à l'anatomie pathologique de l'affection.

Jusqu'en 1860, on l'a considérée comme étant due à des frottements ou à des actes morbides spontanés ou traumatiques de la main, simples, locaux. C'est seulement l'année suivante que Menjaud (Th. *Rétract. de l'apon. palm. dans la gout. et le rhumat.*), chercha à établir les liens pathogéniques de la rétraction palmaire avec certains états généraux, dont elle n'était destinée à devenir postérieurement qu'une des complications plus ou moins fréquentes (1). Ces états sont la goutte, le rhuma-

(1) Pour plus de détails, voir les auteurs classiques dont les derniers sont le v. IV (par M. Bouilly, P.-A.) du *Manuel de Pathologie externe*, Paris 1888 et la *Chirurgie de la main* du Dr Blum. Aussi : *Contribution à l'étude de la maladie de Dupuytren*, thèse de M. Duvel, Paris, 1888.

tisme, l'hérédité et le diabète; actuellement on incrimine aussi la syphilis et l'alcoolisme. Nous avons pu donner quelques cas de rétraction palmaire chez des individus atteints de maladies nerveuses.

Le cas suivant concerne un rhumatisme compliqué de l'affection de Dupuytren :

Le nommé Lefebvre, 43 ans, employé de commerce, constitution moyennement robuste, est rentré une seconde fois, le 6 avril 1886, dans la salle Saint-Christophe (service de M. G. SÉE), à l'Hôtel-Dieu.

Père, hémorrhoïdaire confirmé, migraineux, eut des accès douloureux au gros orteil droit devenant alors gonflé et chaud; mort poitrinaire à 63 ans. Mère, *blanchie des cheveux* à 29, morte poitrinaire à 36 ans. Grand-père paternel mort à 75 ans, hydropique des membres pelviens et ascitique, après 5 abdominocentèses. Grand'-mère maternelle eut la plupart de ses doigts à moitié fléchis et *crochus*, morte asthmatique. Grand-père maternel, mort d'une affection vésicale. Oncle maternel, mort poitrinaire à 64 ans.

Rougeole à 2 ans et demi; à 5, une maladie longue et sérieuse pour laquelle 3 vésicatoires furent jugés nécessaires; à 11, fièvre cérébrale (?). De 15 à 20 ans, des céphalées intenses accompagnées de fourmillements et d'engourdissements plus marqués à la partie supérieure du tronc et aux membres supérieurs et passablement gênants; à 22, blennorrhagie devenue chronique, pendant laquelle pas d'accidents articulaires. A peu près à 30 ans, il commence à éprouver dans les régions dorso-lombaires et gastro-cnémiennes des douleurs erratiques, s'exacerbant à certains jours et qui ne s'apaisèrent qu'au bout de neuf ou dix ans, en 1884.

En avril 1881, le malade voit apparaître entre les tendons des deux palmaires, immédiatement au-dessus de la région du poignet, une petite masse arrondie, plus marquée dans l'avant-bras gauche et dépressible, au dire de Lef..., qui les appelle *ses bosses*. Ces masses se seraient formées en deux ou trois semaines, durèrent quatre mois environ et auraient disparu en peu de temps. A la fin de 1882, il s'aperçoit, en écrivant, d'une maladresse qui « m'obligeait, dit-il, à laisser un moment ma plume pour pouvoir reprendre mes notes, une fois l'énervement passé ».

A partir de ce temps-là, diminution des sueurs des mains, devenues de moins en moins souples. Dans la suite, le fait étrange de l'impossibilité de tenir la plume sans s'arrêter de temps à autre, faux besoin d'un repos trop souvent répété, cède peu à peu la place à un phénomène d'un autre ordre, à une lésion, savoir : un relief allongé dans la paume de la main droite, lequel s'accuse de plus en plus surtout quand le malade étendait ses doigts. En même temps il lui semble que la paume de sa main devient moins large. Même altération à la main gauche, cinq à six semaines après. En octobre 1884, ses cheveux grisonnent rapidement.

Un mois après, première atteinte de rhumatisme : rougeur, tuméfaction et douleurs à la pression et aux mouvements dans les genoux, les coudes et les pieds, hyperthermie s'élevant à 40°. On applique un vésicatoire sur la région précordiale. En janvier prochain le malade sort presque guéri du service de M. le Dr Levasseur à l'Hôtel-Dieu de Rouen, où il avait été reçu.

En octobre suivant, 1885, récidive rhumatismale dans les mêmes articles, seulement les manifestations en sont plus intenses ; le malade entre à l'Hôtel-Dieu de Paris en décembre de la même année et en sort le 21 mars 1886.

A la fin de ce dernier mois il s'aperçoit à la plante du pied droit d'un énervement semblable à celui qu'il avait ressenti à la main droite, en 1882 ; pour alors rien de semblable à la plante gauche.

État actuel (avril 1886). — Admis premièrement pour ses manifestations rhumatismales il demande à entrer la seconde fois pour quelques douleurs généralisées peu intenses, mais principalement à cause de quelques accidents d'angor pectoris.

Taille un peu au-dessous de la normale, canitie incomplète, un peu de maigreur, caractère taciturne.

Il dit s'être exposé souvent aux intempéries et avoir commis de fréquents écarts de régime. Peau légèrement sèche au toucher et assez ridée au visage. Pas de voussure, pas de frémissement cataire, ni d'oscillation de la région précordiale ; matité cardiaque augmentée d'environ 10 millim. plutôt dans le sens vertical que transversalement : bruit râpeux systolique sur les deuxièmes espaces intercostaux, surtout sur la partie du sternum contiguë au foyer aortique, il se transmet à travers la région sous-clavière droite ; tracé de rétrécissement aortique fourni par la radiale.

A certains jours, dyspnée légère et transitoire. Quelques râles épars et fugitifs dans les régions pulmonaires, expiration légèrement soufflante. Pas de trouble de la voix.

Foie, rate dans leurs limites normales. Tendance médiocre à la constipation. Des éructations et d'autres perturbations digestives. Pas de sucre, pas d'albumine dans les urines. Les artères radiales et temporales superficielles sont un peu athéromateuses et ces dernières commencent à se dessiner sous la peau des tempes, où l'on voit leur diastole.

Quand on examine par leurs faces palmaires la main et les doigts droits étendus, on ne constate pas d'amyotrophie des éminences thénar et hypothénar qui ont conservé leur volume à peu près normal ; on constate une saillie allongée et étroite commençant à la partie moyenne du poignet entre les deux éminences, traversant la partie médiane de la paume de la main et qui atteint le pli digito-palmaire du médius dans lequel elle se perd assez rapidement. Cette saillie rappelle la forme du tendon d'un des palmaires et une personne ne sachant pas d'anatomie pourrait croire qu'il ne s'agit là que d'un simple prolongement du tendon du petit palmaire ; en effet, si quelqu'un dit au malade de remuer son médius et qu'il place en même temps son index successivement sur différents points de la saillie en question, il lui paraîtra toucher toujours le tendon du muscle nommé. Cette saillie a l'aspect d'une corde quelque peu raide. En arrivant au niveau du dernier grand pli palmaire, la corde devient un peu plus résistante au toucher qu'elle ne l'est plus haut, présente deux sortes de nodosités plus saillantes que le reste de la corde et un peu courbes (petits fibromes de Richet) ; de la réunion de ces courbures il résulte une espèce de pli transversal. Ce pli-là est lui-même déformé : sa moitié interne est beaucoup moins marquée que l'externe, elle se dirige vers le pli digito-palmaire du petit doigt ; il en résulte que les deux moitiés ne forment plus une courbure, mais une ligne cassée.

L'extension forcée des doigts, volontaire ou passive, rend la corde fibro-conjonctive plus tendue et produit chez le malade un peu de douleur accompagnée d'un léger sentiment d'arrachement, localisé à la main. De cette espèce de bride ne se détachent pas des prolongements nets, comme il arrive en d'autres cas ; c'est dire que la rétraction de l'aponévrose est ici à peu près uniforme.

La pression sur la bride ou son voisinage n'est pas sans produire un peu de douleur. Les doigts étant écartés les uns des autres, on constate que la concavité des replis interdigitaux est moins régulière et en même temps plus prononcée que celle des replis d'une main saine.

L'extension de la main et des doigts est à peine gênée ; leur flexion est normale. Pas de cicatrice dans les téguments de la main, ni dans ceux des doigts.

Bien que ces téguments-là soient moins extensibles qu'à l'état normal, on peut en faire encore un pli, si, bien entendu, les doigts ne sont pas plus étendus. Si on examine la paume de la main gauche, on y constate une déformation identique à celle de l'autre main, seulement, moins avancée; elle est ici d'une date plus récente que la précédente.

Sur les limites des régions plantaires interne et moyenne du pied droit on constate, surtout lorsque le malade étend ses orteils, une saillie qui part du tiers postérieur de la région pour se perdre insensiblement à la racine des orteils. Elle ne se dessine pas aussi bien que celle des mains et est plus diffuse.

La corde plantaire provoque des sensations incommodes *agaçantes* au malade : aussi le voit-on se lever toutes les 10 ou 15 minutes, faire quelques pas et prendre ensuite sa chaise en disant que *cela le soulage.* Cette sensation bizarre est plus fréquente à certains jours ou quand on l'interroge.

Le malade n'a jamais subi de traumatismes dans ses mains ni dans ses pieds. A la plante du pied gauche, pas de déformation.

Ce cas est digne d'un certain intérêt sous plus d'un rapport.

Dans les quelques mots d'historique que nous avons fait nous voyons que la partie clinique de l'affection fut décrite avant que le côté anatomo-pathologique n'en fût établi. C'est que, même pour une affection chirurgicale simple et limitée, du moins à l'époque de Dupuytren, la méthode anatomo-chimique a produit ses bonnes suites.

Quoiqu'il y eût un court intervalle qui eût séparé le début des altérations pour les deux mains, la symétrie, signalée presque toujours dans les cas de rétraction de l'aponévrose palmaire, ne tarde pas à se montrer dans le nôtre.

Chez Lef..., la *symétrie* de l'altération n'existe pas *seulement* pour les mains, on la constate *aussi* pour les médius, seuls doigts qui ne s'étendent pas au même degré que les autres. Cette particularité n'est pas ordinaire, car si on a vu des malades chez qui le médius était atteint isolément dans une des mains, dans la main opposée il n'y avait que le médius de plus ou moins fléchi; — d'autres doigts étaient en même temps gênés dans leurs mouvements.

Ici, comme cela arrive généralement, les altérations ont commencé à droite, particularité surtout intéressante quand il s'agit d'individus exerçant une des professions libérales : un magistrat observé par Marchal (de Calvi) (*Recherc. sur les accid. diabét.*, p. 372), et un instituteur examiné par M. Cayla (obs. in th. de M. Viger, 83), ont présenté la rétraction palmaire. Là on ne peut pas invoquer de frottements professionnels, ni de traumatismes, ceux-ci n'ayant pas été notés.

Quant à Lef..., nous disons que, si on pouvait songer un instant aux frottements que sa main droite a pu subir de par son métier (il conduisait une voiture et n'est pas gaucher), le fait que l'aponévrose palmaire gauche se rétracte aussi suffit pour faire voir que le frottement tout au plus, a été une cause déterminante de l'affection. Au surplus, la rétraction *plantaire droite* n'est-elle là que pour nous dire que les causes chirurgicales sont insuffisantes pour le développement de la rétraction. Il est bien vraisemblable que la rétraction aponévrotique se montre un jour ou l'autre pour la plante gauche, puisque ç'a été ce qui a eu lieu dans les mains (1). En attendant, déjà on peut dire qu'une telle lésion des tissus fibreux dépend d'un vice nutritif général et nous entendons le rhumatisme articulaire dont la pathogénie est explicable par un *ralentissement* dans les réactions intimes du mouvement nutritif (M. Bouchard, *Maladies par le ralentissement de la nutrition*, 1885). Dans la lésion dont nous parlons, il est quelque chose de très analogue à ce qui se passe dans les tissus rétractiles des cicatrices.

M. Chuffard dit (*Des affect. rhumatism. du tissu cell. sous-cutan.*, 1886), que dans la rétraction de l'aponévrose palmaire, caractérisée par l'altération fibreuse des tissus sous-cutanés et de la peau, deux facteurs doivent être pris en considération : l'influence diathésique du rhumatisme et un traumatisme venant impressionner les nerfs périphériques de la région. Or, bien des gens ne sont pas des manœuvres ou n'ont pas éprouvé de traumatismes et cependant ils sont porteurs de l'affection ;

(1) Nous croyons avoir été l'un des premiers à signaler la rétraction fibreuse dans les plantes des pieds.

donc le second facteur a une mince importance et l'impression nerveuse supposée perd une quantité proportionnelle dans son rôle.

Chez Lef..., il n'y a que le rhumatisme pour faire comprendre la disposition à la rétraction des tissus fibreux ; l'hérédité y entre pour une bonne partie car la mère de sa mère fit la même affection.

Notre malade eut dans sa famille trois poitrinaires, une hépatique ou cardiaque, un cystique et une asthmatique ; on voit là quelques-unes des manifestations de l'arthritisme mélangées à celles de la tuberculose, c'est-à-dire, des maladies de la nutrition se combinant entre elles. Voilà qui est fait pour appuyer l'avis de M. Polaillon, agrégé à la Faculté, pour qui la rétraction de l'aponévrose palmaire est, ainsi que l'induration plastique du pénis, une manifestation de la diathèse arthritique (*Un. médicale*, 1er juillet 1886).

Enfin, le malade s'est acquis certains caractères d'une sénilité précoce, ce qui était facile à prévoir. En effet, à différentes affections chroniques (athérome cardio-vasculaire, rhumatisme), de nature arthritique, il a ajouté les désordres causés par l'intoxication alcoolique lente ; et a accumulé ainsi des causes puissantes de vieillesse. Il n'est pas inutile de rappeler que M. Brousse (*De l'involution sénile*, 1886), a rapproché la sénilité des maladies par ralentissement de la nutrition, en sorte qu'elle conspirerait, comme l'arthritisme, contre la santé et la vie ; on pourrait l'accepter comme la *maladie naturelle*.

XVII

Lições clinicas sobre as feridaes accidentaes e cirurgicas ; par M. le baron de Saboia, Doyen. — Janeiro, 1887 (Rio-Janeiro). Brochure de 97 pages avec 10 figures.

Après avoir fait remarquer que la clinique, en appréciant la nature et en posant le diagnostic de chaque cas en particulier, s'occupe bien plutôt des malades que des maladies qui sont du ressort des pathologies, M. le professeur Saboïa consent, pour répondre aux désirs de ses élèves, à faire quelques conférences sur les plaies et sur tout ce qui a des rapports avec cet important sujet. Il le fera avec plaisir, car la fréquence et la variété de ce genre de lésions doivent être connues des élèves qui auront alors une occasion de se rappeler certains préceptes et règles qu'on est trop souvent disposé à oublier. De plus, à cette étude se rattachent des problèmes très intéressants de pathologie, d'anatomie et de physiologie pathologiques, à cause des relations existant entre eux et les processus d'irritation et d'inflammation avec leurs nombreuses phases. Ensuite, vient une description détaillée des plaies, divisées d'après le mode classique, et chaque variété en est accompagnée d'exemples puisés soit dans ses observations personnelles, soit dans les travaux étrangers; l'attention est attirée sur l'importance clinique des *plaies à lambeau,* leur vitalité étant différente suivant que le lambeau est *centrifuge* ou *centripète.* Les phénomènes qui accompagnent les plaies sont divisés en *primitifs* et en *consécutifs*. Au premier groupe appartiennent l'*écartement des bords de la solution de continuité*, *l'écoulement sanguin et la douleur ;* ces symptômes objectifs et leurs suites naturelles sont étudiés avec précision, de même que toutes les conséquences possibles. La marche, la terminaison des accidents et l'influence que ces derniers peuvent avoir sur la santé des blessés sont ensuite tracées ; des exemples viennent encore confirmer les phénomènes décrits. Les phénomènes du second groupe sont subdivisés en *locaux* et en *généraux*. 1° Description de ce qu'on appelle réunion des plaies par première et par deuxième *intention*, laquelle est encore nommée par *granulation*, par *suppuration*, par *cicatrisation ;* on en devine les raisons. Description des détails intimes qui ont lieu à l'occasion de la réparation et de la guérison des tissus sectionnés et plus ou moins délabrés.

L'auteur résume d'une façon nette les théories qui ont été proposées pour l'explication des phénomènes de l'irritation et de l'inflammation, depuis Boerhaave, Hunter, Berard, Schwann jusqu'aux professeurs Cornil et Ranvier, en passant par Robin, le défenseur convaincu de la théorie des blastèmes et de la génération spontanée homogène, Goodsir et Virchow, Cohnheim, Balfour, Bird, etc. ; chemin faisant, il présente quelques critiques, montre le rôle des cellules *placoïdes* de Klein dans la multiplication cellulaire, fait mention des cellules *vaso-formatives* de Ranvier et des éléments *angio-plastiques* de Ziegler, et accepte les vues de Ranvier, de Ziegler, de Rouget, de Golubew, qui forment du reste l'opinion des anatomo-pathologistes. « Dans toute solution de continuité qui se réunit par *première intention* », dit l'auteur, « il y a une formation et une multiplication cellulaire qui assureront en peu de temps l'adhésion des tissus en établissant la continuité entre les vaisseaux d'une part et entre les bords de la plaie de l'autre. Une fois que l'hémostase est pratiquée, soit qu'on ait employé un des moyens appropriés connus ou qu'il y ait eu contraction des petits vaisseaux, les vaisseaux divisés se rétractent, le sang se coagule jusqu'aux collatérales les plus proches qui présentent le phénomène de la dilatation paralytique et celui de la distention par le sang ». Nécessité de l'intervention des vaso-constricteurs et des vaso-dilatateurs pour expliquer l'irritation vasculaire et les phénomènes classiques de l'inflammation, d'après C. Bernard, Vulpian, Charcot, Dastre et Morat, Stricker, etc.

Dans la réunion par *deuxième intention*, les choses ont lieu d'une façon à peu près identique : seulement, comme le traumatisme est beaucoup plus prononcé, l'irritation est plus intense ; alors, la prolifération cellulaire est prodigieuse, se conserve plus ou moins longtemps à l'état embryonnaire, et, au lieu de se transformer en tissu conjonctif, elle produit un tissu fibro-élastique plus ou moins mince — *tissu cicatriciel.* 2° Les phénomènes consécutifs généraux sont le sujet d'une étude minutieuse : le *shock nerveux* caractérisé par la disproportion entre le traumatisme (plaie, etc.) et ses conséquences, la prostration, l'hypothermie, les troubles cardio-vasculaires et surtout par la *stupeur* ; les nombreux accidents fébriles, depuis la fièvre traumatique jusqu'aux terribles infections par les microbes de la pyohémie, de l'infection putride, de l'érysipèle (streptococci en chaînette ; les cultures de Nepveu, de Cornil, Pasteur, de Orth, de Fillmann, Fehleisen, Koch, Passet, Charrin, etc., et leurs recherches ; les études du professeur Verneuil sur le tétanos et son origine chevaline ; enfin, la discussion de la théorie des *germes-contages* du professeur L. Lefort, pour lequel les proto-organismes) sont le résultat et non la cause des perturbations fébriles et autres, qui compliquent les plaies ; tout cela est exposé et développé avec le soin qu'exigent de telles questions. L'auteur termine la *première partie* de son travail en disant avec M. le professeur Cornil : « Le micro-organisme pathogène de chaque maladie infectieuse est connu par ses cultures, sa forme et sa coloration ; introduit dans les tissus d'un animal, après des cultures bien faites, il reproduit presque toujours la même maladie ; on peut s'en servir pour inoculer d'autres animaux et reproduire par la culture, dans des bouillons préparés, le microbe initial. » L'auteur est partisan de la doctrine microbienne.

Aujourd'hui, le succès dans les opérations chirurgicales dépend bien moins des méthodes et des procédés opératoires, que du genre de pansement et de la façon dont il est appliqué sur les surfaces saignantes. Les moyens qu'on applique au traitement des plaies chirurgicales ou accidentelles sont : 1° *Des moyens communs à toutes les plaies en général ;* 2° *des moyens spéciaux indiqués par chaque espèce de plaie, et* 3° *des moyens empêchant la manifestation d'accidents et d'états morbides qui peuvent compliquer les plaies.*

1° Les lavages et les pulvérisations des régions saignantes avec une solution plus ou moins faible de phénol, l'extraction de corps étrangers pouvant se trouver dans l'intérieur des blessures ; l'arrêt de l'écoulement du sang, qui peut être artériel, capillaire ou veineux, obtenu par la compression directe ou indirecte, par toute la série des astringents (applications froides plus ou moins astringentes, solution de teinture de benjoin, de perchlorure de fer, d'alun, etc., la cautérisation actuelle ou potentielle) ; la ligature des vaisseaux divisés à l'aide de diverses sortes de fils, parmi lesquels le catgut tient une des premières places — Lister fait préparer trois spécimens de catgut — la ligature immédiate et médiate des vaisseaux, les modifications de leurs tuniques par le fait des ligatures appliquées, l'absorption plus ou moins prompte des fils employés et tout ce qui a trait à la formation et aux changements du caillot, tout cela est appuyé sur des exemples bien choisis. En somme, quand il s'agit de combattre une hémorrhagie le procédé chirurgical n'a d'autre but que celui de produire et de favoriser la coagulation du sang, c'est-à-dire l'hémostase. 2° Discussion des cas dans lesquels on doit préférer la réunion par première ou par deuxième intention ; lorsque les tissus à réunir n'ont pas de *tension* et qu'on a empêché la rétention de liquides séro-sanguinolents, etc. Dans ces cas, la réunion immédiate peut, sans inconvénients, être pratiquée ; dans le cas contraire et dans certaines opérations, comme la taille hypogastrique ou périnéale, on est forcé d'adopter la réunion par granulation. Les points de suture sont superficiels et profonds, ils sont quelquefois superposés par plans (professeur Buissson), il y a la suture de Jobert de Lamballe, de Laugier, etc. Ensuite, description des sutures *entrecoupée*, *entortillée*, *à points passés;* chacune a ses indications qui varient beaucoup selon les circonstances et l'état des surfaces saignantes. 3° Étude comparative des divers systèmes de traitement des plaies ; le pansement par l'*exposition à l'air*, imaginé par Kernet, suivi par Vezin en 1856, Burow en 1866, Krönlein, Roze ; le pansement par l'*occlusion thermique*, de Guyot, le pansement par l'*occlusion pneumonique* et l'*aspiration continue*, de Maisonneuve ; le pansement *ouaté* d'Alfonse Guérin et le traitement des plaies par la méthode de Lister, sont passés en revue par l'auteur, suivant lequel la *Méthode antisepsique* de Lister, mise en usage avec les *précautions recommandées*, par lui et ses partisans, est un des plus grands progrès qu'aient accomplis la science et l'art chirurgical au profit de l'humanité. Après avoir donné dans tous ses détails la méthode et les procédés antiseptiques, et en avoir montré les avantages, reconnus presque universellement à l'heure présente, il se demande par quels motifs un chirurgien très distingué, M. le professeur L. Lefort, trouve la doctrine microbienne illogique et puérile ! Les *germes-contages*, développés spontanément chez un blessé ou un amputé par suite de l'encombrement, de la mauvaise constitution, etc., des malades, et transmis ensuite par le chirurgien et ses nombreux aides pour être déposés sur d'autres plaies, n'ont pas été acceptés par la majorité. Les règles suivant lesquelles on doit placer les membres et les parties saignantes varient avec le siège, la direction et l'étendue de la solution de continuité. M. de Saboïa, à qui l'on doit l'introduction (1875), à Rio-Janeiro, de la méthode et des procédés antiseptiques de Lister, en a toujours eu les meilleurs résultats possibles ; son expérience est assez grande. Pour citer quelques chiffres, disons que de 1873 à 1877, la mortalité des amputés de cuisse fut de 8 0/0, celle des amputés de jambe de 3 0/0, tandis que de 1881 à 1885, elle fut de 3 0/0 pour les premiers, et de 0 0/0 pour les seconds. Les complications consistaient en érysipèles, pyohémies, septicémies, lymphatites, tétanos, etc. En somme, monographie bien écrite et riche de faits.

XVIII

Observation d'un cas exceptionnel de rétrécissement tricuspide, diagnostiqué pendant la vie du malade; par TORRES HOMEM, professeur de clinique médicale, à Rio-Janeiro.

Dans la *Revista de medicina e de cirurgia* de Rio, décembre 1884, p. 135, M. le professeur Torres Homem a publié une leçon clinique dont le sujet lui fut fourni par un malade porteur d'un *rétrécissement de l'orifice tricuspide,* sans altération notable des autres orifices cardiaques. La nécroscopie confirma le diagnostic de M. T. Homem.

Nous allons résumer ici la leçon et l'observation qui la motiva.

Antonio C., *fluminense* (1), 30 ans, homme de peine, entre dans le service de M. le professeur Homem, le 22 mars 1884.

Pas de rougeole, ni aucune des maladies sérieuses fréquentes dans l'enfance. Rhumatisme articulaire aigu à deux reprises. Abus des boissons alcooliques, eau-de-vie de canne à sucre, etc. Pas de signes syphilitiques. Pas d'altérations notables des organes respiratoires. Un jour, après un travail excessif, il s'aperçoit d'une légère enflure dans les deux jambes ; cet œdème augmenta peu à peu, envahit les cuisses et l'hypogastre et l'empêcha de continuer sa rude besogne. Gêné dans ses mouvements il prit le lit et, quelque temps après, il fut admis à l'hôpital. *Symptôme du malade à son entrée* : anasarque (membres inférieurs plus gonflés que les supérieurs), dyspnée, toux, œdème un peu prononcé des parois thoraciques, en rendant la percussion malaisée ; augmentation de la matité cardiaque ; son obscur sur une étendue de six centimètres à la base du cœur et

(1) Né à Rio, de *flumen inis,* fleuve.

à droite de la première pièce du sternum, pointe du cœur à dix millim. environ en dedans du mamelon gauche ; pas de frémissement cataire ; affaiblissement des pulsations cardiaques.

Pouls régulier, petit, concentré, turgescence des veines jugulaires qui sont le siège des mouvements ondulatoires ; pas de pouls veineux vrai.

A l'auscultation des poumons, quelques râles sous-crépitants aux deux bases ; à l'auscultation du cœur, souffle âpre et court, diastolique ; le quatrième jour de son entrée, le souffle, tout en conservant ses caractères, devint présystolique, c'est-à-dire qu'on l'entendait d'une façon évidente à la fin du repos du cœur, immédiatement avant la systole ventriculaire. Ce bruit avait son maximum d'intensité au niveau de l'articulation du sternum avec l'appendice xiphoïde ; il s'étendait à deux centimètres environ en haut et à droite du foyer tricuspidien. Pas d'autre bruit de souffle dans la région précordiale. Langue saburrale, dysorexie.

Augmentation générale du volume du foie à la percussion. Ascite médiocre.

Six cents grammes d'urine en vingt-quatre heures ; acidité presque continuelle des urines ne contenant ni sucre ni albumine. Dix-huit grammes environ d'urée par litre d'urine. Pas de symptômes cérébraux, ni médullaires.

Diagnostic : rétrécissement de l'orifice tricuspidien, sans insuffisance de la valvule correspondante.

Pronostic : Pas de chance de survie.

Traitement : Pilules d'un centigramme de (1) *cayaponine* (une toutes les trois heures) ; potion de digitale (un gramme de poudre pour 100 gr. d'eau bouillante). Six jours après, potion diffusive et deux vésicatoires aux cuisses. Deux litres de lait par jour. Ce traitement est continué jusqu'à sa mort qui fut précédée d'un coma progressif et eut lieu le soir du 6 avril, après trois jours d'une insomnie rebelle.

Autopsie pratiquée de 7 à 10 *heures du matin*, 15 *heures après la mort*. Grande infiltration du tissu cellulo-graisseux sous-cutané. Foie très augmenté de volume, résistant à la pression, muscade. Reins présentant une forte congestion, violacés ; pas d'adhérences prononcées avec leurs capsules. Adhérence entre la plèvre gauche et le péricarde contenant à peu près cent grammes de sérosité un

(1) Cayaponine, alcaloïde (?) de *cayaponia cabocla*, famille des *cucurbitacées*. Elle pousse à Rio et à Minas où on la nomme *purga do gentio*. En outre, on décrit la C. diffusa, la C. glabosa, la C. elliptica.

peu louche. Cœur nettement hypertrophié, pâle et friable ; oreillette droite presque triplée de capacité, ses parois un peu épaissies. Les autres cavités cardiaques commencent à se modifier, surtout dans leur volume.

On constate au niveau de l'orifice tricuspidien, un *bourrelet fibreux* assez marqué pour que la comparaison avec son congénère gauche frappe facilement l'attention. Ce bourrelet est plus évident du côté de l'oreillette ; *le petit doigt (dêdo minimo n'y pénètre qu'avec peine.* Valvule correspondante intacte. Rien de bien notable pour les autres orifices. Poumon très œdémateux.

Remarques. — Un premier détail de grande importance, c'est que le rhumatisme et l'alcoolisme n'ont pas compromis l'endocarde des cavités gauches du cœur, tandis qu'ils ont porté leur influence nocive sur la partie de là séreuse constituant en partie l'anneau tricuspide ; la *triglochyne* n'étant pas atteinte. Cela constitue une anomalie pathologique et une curiosité clinique vraiment remarquables. Pour les expliquer, on ne voit réellement d'autre cause que les efforts musculaires prolongés, auxquels le malade était forcé par son métier.

Le second détail consiste en ceci : On sait que le souffle des sténoses auriculo-ventriculaires est, dans la grande majorité des cas, présystolique ; pourtant chez Ant. le rétrécissement produisait un souffle franchement diastolique. Quelques jours après, l'asthénie cardiaque est très marquée et alors le souffle devient présystolique ; ce changement dans le moment où se produisait le souffle est lui-même assez singulier, car à cette période des affections cardiaques les lésions ne provoquent souvent aucun signe stéthoscopique.

La rapidité avec laquelle l'anasarque s'est constituée, son intensité, la turgescence des jugulaires et leurs ondulations, voilà autant d'indices qu'on avait affaire à une lésion du cœur droit. L'absence de souffle au premier temps, celle du vrai pouls veineux et de la pulsation hépatique nous ont amené à ne pas admettre une insuffisance tricuspide. Enfin la dilatation de l'oreillette droite, le temps de la révolution cardiaque dans lequel on entendait le souffle, limité à l'appendice xiphoïde, nous ont autorisé à admettre un rétrécissement tricuspidien.

Le siège de la lésion rend compte de l'absence de bronchite et de congestion pulmonaire constatée à la nécroscopie. L'œdème des poumons s'explique par l'énorme difficulté qu'éprouvait la circulation centripète générale, difficulté expliquant aussi l'anasarque.

Nous ne croyons pas que l'adhérence de la plèvre avec le péricarde ait pu avoir beaucoup d'influence sur l'état du patient, non seulement parce qu'elle n'était pas très étendue, mais parce que la lésion orificielle pouvait, par elle-même, produire les symptômes constatés du vivant du malade : *ubi est major cessat minor*.

Il est probable que la mort a été causée par un épanchement cérébral assez rapide interstitiel et ventriculaire (1).

(1) Dans un des numéros de janvier 1887 de l'*Union médicale*, M. le Dr Malibran a publié un cas très rare *d'insuffisance tricuspidienne* diagnostiqué également par M. Durosiez. Il forme le pendant naturel de l'observation que nous traduisons ; leur rapprochement ne saurait passer inaperçu et présente un vif intérêt au point de vue de l'histoire morbide du cœur veineux. M. Leudet vient de faire paraître, sur le rétrécissement tricuspidien, un travail assez complet contenant un grand nombre de cas, rares dans l'espèce, dont la lecture est certainement profitable. *Du rétrécissement tricuspidien*, etc. Thèse de Paris, 1888.

XIX

Notes on a case of traumatic epilepsy successfully treated by the trephinng (Notes à propos d'un cas d'épilepsie traumatique guérie par la trépanation) ; par THOMAS OLIVER, *University of Durham College of medicine.* — *Brit. med. journ.*, p. 236, février 1888.

Jeune homme de 16 ans, admis, il y a deux ans et demi, dans la *Newcastle-upon-Type Infermery,* pour des attaques. Aspect un peu réservé ; apparence de bonne santé ; jusqu'à avril 1887, pas de maladie sérieuse. Ayant réuni quelques garçons (jeu du *tug of war*), après avoir été tiré il se sent lâché, tombe violemment le côté de la tête contre le sol : après un étourdissement de quelques moments, recouvrement de connaissance, sans vomissements et possibilité de rentrer chez lui sans lésion appréciable. Le onzième jour, au moment de se lever du lit, première manifestation convulsive, soudaine, sans prodromes ; alité, il reprend ses sens et se plaint de souffrir du côté droit de la tête. Dans la suite, les accès reviennent journellement et par séries de plus en plus accusées. De gai et vif il devient morose et maussade. Une de ses sœurs eut, à 9 ans, des crises convulsives regardées comme épileptiques et disparues subitement avec la cicatrisation d'une large plaie du cuir chevelu, consécutive à une chute, à 12 ans. Quand M. Oliver le vit, voici quel était son état : accès, douleur forte localisée à l'os temporal droit, sur une aire de deux à trois centim. de diamètre, au milieu d'une ligne tirée entre l'angle externe de l'orbite et le conduit auditif ; la pression fort douloureuse de ce point ne provoque pas l'accès ; on ne constate aucune altération dans la peau de la région, restée saine après la chute. Deux points attirent l'attention : *aura* avant les crises les plus intenses et inconscience : *Vue* d'un achat dont il conservait dans son esprit l'image, pendant les convulsions et la phase de transition du coma au recouvrement de la conscience. Dans les crises les plus fortes, convulsions des membres gauches plus marquées que celles des membres opposés et débutant dans ces membres-là; alors, les deux côtés de la face étaient aussi convulsés ; de plus, parésie fréquente des membres gauches et, quelquefois, mouvements choréiformes, sur lesquels le malade n'avait aucun contrôle et se montrant parfois dans les membres droits d'une façon moins nette que sur les membres où ils ont commencé. Souvent, la phase *de stupeur se prolongeait* beaucoup et le malade restait *muet* et *sourd* durant deux et trois jours ; alors, il pouvait avaler les aliments liquides qu'on lui apportait, mais ne les demandait pas ; ensuite, retour de la connaissance, mais il ne peut communiquer *qu'en écrivant* ce dont il a plus ou moins besoin; grande difficulté pour les infirmiers de le retenir au lit pendant et après la crise. Ayant été pris de convulsions, une nuit que M. Oliver se trouvait dans la salle, le professeur dit aux infirmiers de le laisser seul, dès que les mouvements excessifs se calmèrent : pendant son inconscience, il est tombé légèrement du côté gauche au moment où il s'efforçait de quitter le lit ; mais tiré lui-même de son embarras, il s'est promené dans la salle ; à cause de sa parésie de la jambe gauche, la marche était maladroite et vacillante ; il s'arrête subitement à côté d'un lit, s'agenouille et examine attentivement (?) le plancher supportant le lit; il se lève un peu difficilement, va jusqu'au bout de la salle, s'arrête à côté de la table, prend le pot à l'eau et essaie de le porter à la bouche, mais la faiblesse des mains, surtout de la gauche, l'en empêche. Après la crise, il ne se souvient de rien ; toutefois, il déclare avoir *vu* un chat dont l'image est restée longtemps dans sa mémoire. Réflexe patellaire plus marqué à gauche ; pas de réflexe calcanéen (tendon achilien) ; coup porté par pied gauche et serrement de main plus faibles qu'à droite. Badigeonnages de teinture d'iode, vésicatoires, bromure et iodure de potassium, bichlorure de mercure, teinture de belladone, médicaments essayés sans résultat. L'histoire du traumatisme et des symptômes conduisirent M. le Dr Oliver à l'hypothèse de crises épileptiques, consécutives à une irritation localisée dans les méninges, au point de leur correspondance avec la zone motrice des circonvolutions de l'hémisphère droit du cerveau, circonvolutions frontale et pariétale ascendantes. La trépanation fut discutée et décidée ; c'est M. le Dr Hune qui la pratiqua au niveau du point douloureux décrit plus haut ; un disque de la dimension d'un *shilling* fut enlevé sans aucune difficulté, après la section circulaire : pas de lésion ni d'adhérence de la dure-mère ; mais graduellement saillie de cette méninge au delà du niveau de la section osseuse. On décide l'incision cruciale de la convexité dure-mérienne; issue de quelques cuillerées à café de sérosité, contenant quelques flocons de lymphe ; pas de lésion des autres méninges, ni de la surface cérébrale. Application d'un mince tube de drainage, lambeaux dure-mériens suturés au catgut, lambeaux cutanés également, éponge, pansement antiseptique ordinaire. Le soir, pièces du pansement mouillées, quelques cuillerées de sérosité exprimées de l'éponge; ce jour-là, la plaie en donna 60 grammes environ, diminution rapide et disparition du liquide. A la fin de la chloroformisation, une ou deux crises moins marquées; celles-ci ont été en diminuant progressivement, au point qu'au bout de six mois il n'y en avait plus. La plaie traumatique s'est cicatrisée sans le moindre accident. Le malade se considérant en bonne santé, a son *exeat* et se place garçon de télégraphe; quelque temps après, il se fait caissier dans une maison en y occupant une pièce mal aérée et mal éclairée et étant forcé d'y travailler plus qu'il ne le devait. Au bout de six mois, admission de A. J., pour des crises dont les caractères étaient tout autres; peu de convulsions, pas de perte de connaissance, plus d'aura *visuelle de chat*; ces crises étaient plutôt hystériques; le repos au lit, l'iodure de potassium et de fer, améliorèrent son état général et firent disparaître les crises. Après avoir cité quelques cas compliqués de fracture et appartenant soit à Mac Ewen, de Glasgow, soit au Dr Ralfe, « Gowers déclare, dit M. Oliver, « connaître 65 cas d'épilepsie liée à une cause traumatique, pour lesquels la trépanation fut le seul moyen de traitement qui a réussi et dans lesquels, comme dans le mien, on n'a pas trouvé de lésion de l'os, ni des membranes, ni du cerveau ». Jusqu'en février 1888, A. J. n'avait pas eu de crises nerveuses.

Nous pourrions presque affirmer qu'il s'agit, dès les premières manifestations convulsives, d'attaques hystériques, c'est-à-dire d'un cas d'hystéro-traumatisme.

XX

Leçon clinique sur la paralysie de la cinquième paire crânienne, délivrée au King's College Hospital, le 5 décembre 1887, par DAVID FERRIER, M. D. I. R. S.

Traduite de la *Lancet*, par SOUZA LEITE (1).

Messieurs,

Je désire attirer, aujourd'hui, votre attention sur un cas d'un intérêt considérable, au point de vue clinique et au point de vue physiologique. C'est un exemple d'une affection comparativement rare, car il s'agit d'un cas simple de paralysie de la cinquième paire ; il présente sur une expérience précise réalisée chez un quelconque des animaux inférieurs une supériorité incontestable en ce qui touche aux fonctions subjectives ; cette supériorité consiste dans l'avantage qu'on a de pouvoir obtenir une preuve directe de l'existence ou de l'absence de certains états d'altération de la sensibilité, alors que chez les animaux nous sommes obligés de les inférer de manifestations externes plus ou moins faciles à interpréter.

On peut s'étonner de voir comment les différents médecins, qui ont eu l'occasion d'observer des faits relatifs aux questions du sens du goût, sont arrivés à des conclusions diamétralement opposées. Je vous demande la permission de vous donner les principaux détails des antécédents et de l'état actuel du malade, que j'ai choisi comme sujet de mes remarques.

(1) *Clinical Lecture on paralysis of the fifth cranial nerve delivered at King's College Hospital* on December, 5th., 1887 ; by DAVID FERRIER, M. D. — F. R. S. Physician to the Hospital. (*Lancet*, Jan. 7 1888).

Abel S..., 48 ans, garde-frein, admis le 25 novembre 1887 dans la salle *Craven*, déclare qu'il y a trois ans il fut renversé d'un wagon, tomba à terre et perdit connaissance pendant environ un quart d'heure. Les coups et les blessures qu'il a reçus à l'occasion de la chute l'ont obligé de quitter son service pendant trois ou quatre mois. Il dit que, depuis son accident, il souffre de douleurs dans le côté droit de la tête et de la face, avec redoublements. Neuf mois après, il commença à se rendre à la consultation externe du « Middlesex Hospital » ; à ce moment, quelques-unes de ses dents lui avaient déjà été arrachées de sa mâchoire supérieure droite, sans administration d'anesthésique, et cependant il n'avait pas eu de douleur pendant l'opération ; il remarque alors pour la première fois avoir une perte de la sensibilité de ce côté de la face. Six mois après (est-ce après le début des accidents, ou après les consultations du « Middlesex ? »), il commença à présenter des *troubles inflammatoires* et une *diminution de l'acuité visuelle de l'œil droit*, et a été soumis à cause de cela au traitement qu'il suit aujourd'hui. Le malade avoue avoir commis de temps en temps quelque excès et avoir eu, à 18 ans, une gonorrhée, mais il affirme n'avoir jamais eu d'affections syphilitiques. Sous d'autres rapports, sa santé générale est bonne ; en effet, il présente un teint rouge et a les apparences de la santé.

La région temporale et la joue du côté droit semblent un peu plus maigres que les parties similaires de l'autre côté et il a une légère chute de la paupière droite.

Les mouvements oculaires et ceux des muscles de l'expression sont normaux. Abel est incapable d'ouvrir largement sa bouche et, quand celle-ci est ouverte, le menton se dévie bien décidément à droite ; il ne peut faire exécuter des mouvements à sa mâchoire inférieure qu'il ne peut faire passer au delà des incisives supérieures. Quand il rapproche les mâchoires, les muscles temporal et masséter droite ne se raidissentpas comme ceux du côté gauche, de même que les abaisseurs de la mâchoire inférieure du même côté, quand il écarte ses mâchoires le plus qu'il lui est possible. L'excitation faradique du temporal et du masséter gauches détermine la fermeture instantanée de la bouche ouverte, alors que la faradisation des muscles similaires droits, par un courant aussi fort que le malade puisse le tolérer sans inconvénients, ne produit pas aucun effet semblable. Abel sort bien la langue dont les deux moitiés réagissent également à la faradisation. L'examen du voile du palais a montré qu'il y a une *perforation du côté gauche de la luette*, causant une légère difformité et une déviation de cet orgame à gauche, mais que les piliers du voile du palais se *contractent normalement* pendant l'inspiration et la phonation. Il y a de l'*anesthésie* et de l'*analgésie* complètes du front, à droite, de la région temporale, des paupières et de l'œil et de la joue droits et du côté droit du nez ; de l'*anesthésie* le long de la branche horizontale du maxillaire inférieur jusqu'à la ligne médiane et un reste de sensibilité au pincement fort.

Il existe aussi une *insensibilité complète de la narine droite*, de la muqueuse de la cavité buccale du même côté, jusqu'à l'amygdale, et de toute la moitié droite de la langue. On constate aussi une petite *ulcération* superficielle de la muqueuse de la face interne de la joue du patient, qui déclare ne pas sentir les aliments, quand il les mâche entre les dents du côté droit. Bien que l'odorat soit légèrement diminué au niveau de la narine droite, Abel peut encore y reconnaître l'odeur du menthol. L'examen de l'œil droit par le professeur Mac Hardy donna ceci : un peu d'opacité et anesthésie de la cornée, anesthésie de la conjonctive, légère augmentation de la tension oculaire ; circonférence pupillaire de l'iris presque entièrement adhérente à la face antérieure de la lentille cristallinienne, par suite d'un anneau inflammatoire de 2 millim. de largeur ; l'action de l'atropine a été sur le point de déchirer quelques-unes de ces adhérences. Aucun changement appréciable du fond de l'œil, à l'ophtalmoscope. Le malade est sujet à des douleurs paroxystiques ayant un caractère brûlant et siégeant dans la partie postérieure de l'œil droit. L'examen des oreilles par le professeur Pritchard, donna ceci : montre entendue à la distance de 5/30, à droite et de 3/30 à gauche; après injection et insufflation à l'aide de la poire de Politzer, l'audition se faisait à la distance de 5/30 à droite, et de 6/30 à gauche ; le diapason, *medium* C, appliqué sur la région mastoïdienne droite — O, région homologue gauche 1/2 +; O étant égal à la longueur normale de temps. Les notes élevées de *whistle* de Galton ne sont entendues, tandis que des notes inférieures le sont également des deux oreilles. Conclusion : nerfs auditifs complètement normaux. Oreille moyenne légèrement atteinte de catarrhe chronique de nature probablement spécifique ; conduit auditif droit partiellement rempli de cérumen, d'où trouble de l'audition de l'oreille de ce côté ; le cérumen retiré, l'acuité auditive est égale des deux côtés.

L'examen *du sens du goût*, le 29 novembre, fit voir l'*abolition de la sensation* pour les substances sucrées, salées, acides ou amères dans les deux tiers antérieurs du côté droit de la langue et, en même temps, conservation des mêmes sensations dans les autres parties de l'organe ; peut-être le goût est-il diminué au tiers postérieur droit comparativement au tiers postérieur gauche.

Le 1er décembre, la sensibilité de la région faciale inférieure a présenté, en dehors et en dedans, une certaine amélioration, de même que la sensibilité générale et spéciale du côté droit de la langue ; la quinine n'était pas sentie dans la partie antérieure de cet organe; l'acide citrique, le sel et le sucre étaient perçus plus distinctement du côté droit que du côté gauche. L'*anode* d'un courant continu était nettement senti du côté droit.

Quelques jours plus tard, la *sensibilité tactile* était presque complètement *revenue* pour la région faciale inférieure et pour le côté droit de la langue ; alors, les substances sapides paraissaient être perçues également des deux côtés. Bien que l'anesthésie diminue dans la région de distribution de l'ophtalmique et du maxillaire supérieur, elle est encore absolue dans le côté droit du voile du palais, sur la mâchoire supérieure et les muqueuses adjacentes. Ensuite, la sensibilité a continué à s'améltorer sur le côté droit, mais l'œil est encore anesthésique et est toujours le siège de douleurs fortes. Les muscles masticateurs restent, comme auparavant, paralysés.

Les symptômes du cas que j'ai étudié sont tels qu'ils ne peuvent se rattacher qu'à une lésion quelconque ayant altéré et dérangé la continuié des filets sensoriels et moteurs du *tronc du trijumeau,* altération d'abord complète, disparaissant ensuite peu à peu ; l'amendement a commencé dans l'aire de distribution du maxillaire inférieur. La perte de la contractilité faradique des muscles de la mastication et l'atrophie appuient l'hypothèse de la nature périphérique de la lésion. Si, théoriquement, les phénomènes notés pussent être produits par la destruction des noyaux sensitifs et moteurs de la cinquième paire, une telle lésion ne pouvait exister sans avoir causé d'autres troubles plus étendus, manquant ici. Le point de départ de la lésion n'est pas entièrement certain. Le trijumeau est souvent atteint de tumeurs, d'altérations inflammatoires syphilitiques ou autres, et de lésions intéressant l'étage moyen de la cavité du crâne. En règle générale, la lésion, qui compromet la cinquième paire, enveloppe aussi un des troncs nerveux voisins. Le fait que les symptômes se montrèrent aussitôt après que le malade a reçu le coup sur sa tête plaide en faveur de l'*origine traumatique* des phénomènes morbides.

De plus, un ou deux cas semblables qui ont été enregistrés

prouvent qu'une lésion traumatique de la cinquième paire peut déterminer sa paralysie ; un exemple typique de cette espèce fut rapporté par Rigler, cité par Romberg. Chez notre malade on ne constate *aucun* signe de *néoplasme intra-crânien ;* la *syphilis*, origine fertile d'affections des nerfs crâniens, bien que niée par le malade, doit être considérée comme une cause possible, et il faut s'en méfier d'autant plus qu'il existe une perforation du voile du palais ; il se peut que les deux facteurs aient eu chacun leur part dans le développement de la paralysie, — qu'il y ait une prédisposition préparée par la syphilis et une cause provocatrice provenant de l'action traumatique.

Considérant la paralysie totale de tous les muscles innervés par la cinquième paire et accessibles à l'exploration directe, il paraît probable que les fibres nerveuses de la portion motrice aient été sérieusement intéressées. Aussi le cas a-t-il une importance assez grande au point de vue de l'innervation de certains autres muscles, leur influx moteur leur étant supposé dériver du trijumeau, directement ou indirectement. On enseigne généralement que la portion motrice de la cinquième paire innerve le palatostaphylin (azygos uvulæ), le péristaphylin externe (tensor palati) et le muscle du marteau (tensor tympani). Si cela était vrai on aurait eu toutes les raisons de trouver les signes d'une situation ou d'une action anormales du palais et, en plus, son pilier droit aurait dû se trouver un peu plus élevé que son congénère gauche, car alors la contraction du péristaphylin interne (levator palati) manquerait d'action antagoniste. La perforation du côté gauche du voile du palais rend difficile de déterminer quelle position la luette aurait prise si la perforation n'avait pas existé ; on n'a pu découvrir aucune anomalie de situation ou d'action du palais.

Donc ce cas ne prête aucun appui aux théories généralement acceptées sur l'innervation des muscles du palais par la cinquième paire; d'ailleurs, elles ne sont pas d'accord avec les faits des dernières expériences : Vulpian (1) montra que l'irri-

(1) *Comptes rendus*, 1886.

tation des racines soit de la cinquième, soit de la septième paire *ne déterminait aucun mouvement* dans le palais ; d'un autre côté, l'irritation du nerf accessoire ou de l'accessoire — vague *donnait lieu* à des mouvements de l'organe palatin. Des expériences semblables de Beevor et de Horsley sur les singes paraissent établir que le nerf accessoire est le *nerf moteur du palais* et, peut-être même, le seul nerf moteur. Il est clair que nos connaissances relativement à l'innervation motrice du palais et les théories courantes en ce qui concerne les troubles de cet organe, dépendant d'affections des cinquième et septième paires, réclament une revision attentive ; on peut en dire autant quant à l'innervation *du muscle du marteau*. Toutes les fois, a dit Lucae, que ce dernier muscle est paralysé, il doit y avoir, dans l'oreille affectée, une hyperacousie pour les notes élevées et pour les sons graves et bruyants ; or, comme ces phénomènes n'existent pas chez notre malade, nous nous bornons à admettre l'hypothèse que toute la portion motrice a été détruite ; que de deux choses l'une, ou le muscle du marteau n'est pas innervé par la cinquième paire, ou les symptômes que Lucae a décrits ne se présentent pas forcément dans les cas de ce genre.

Si le sens de l'odorat était quelque peu défectueux, comme vous devez vous en souvenir, cela doit être attribué non à une lésion quelconque directe du nerf olfactif, mais à l'altération de la muqueuse de la narine, due en partie à une perte complète de la sensibilité générale. Ce caractère a une grande analogie avec le fait qui amena Magendie à rattacher l'odorat non à la première paire, mais à la cinquième.

L'état de l'œil droit mérite des réflexions spéciales ; on y constate des signes de kératite chronique, une congestion générale et des adhérences de l'iris qui ne livre passage aux applications répétées d'atropine. Suivant les notes fournies au professeur Mac Hardy par M. Lang, qui soigna le patient pendant quelque temps, l'iritis a été précédée par la kératite. Au moment de ce premier examen, il n'y avait pas de traces d'iritis antérieure, circonstance qui sert à montrer que l'iritis n'est pas dans notre cas une rechute d'une iritis antérieure, probablement spécique, mais, par contre, un stade ultérieur de la même affection qui avait commencé à se manifester par une kératite. Le fait est, par conséquent, très probablement un exemple de ce qu'on a appelé ophtalmie neuro-paralytique, affection fréquemment observée chez les animaux et l'homme comme la manifestation d'une lésion de la cinquième paire.

Diverses théories ont été proposées pour expliquer la cause prochaine de cette ophtalmie.

Suivant les uns, les altérations inflammatoires de l'œil résultent simplement de l'anesthésie de la cornée et sont dues à des influences extérieures, agissant sur une partie non protégée et incapable de se soustraire à l'irritation qui la frappe et la touche ; mais plusieurs faits et objections s'opposent à cette théorie. Ainsi, l'œil peut être tout à fait insensible, comme dans les cas d'hémianesthésie cérébrale, sans qu'y surviennent des désordres inflammatoires ; d'autre part, on connaît des désordres inflammatoires, analogues à ceux dont nous parlons, qui se sont montrés chez des malades atteints de lésions de la cinquième paire, insuffisantes pour donner lieu à une anesthésie complète ; en plus, l'inflammation ne s'ensuit pas alors même qu'on a affaire à une anesthésie complète par lésion du trijumeau. Hutchinson (1) a rapporté un cas dans lequel, en dépit de l'anesthésie de l'œil par suite de paralysie de la cinquième paire, aucun phénomène inflammatoire n'est survenu pendant une période de 12 semaines, qui s'était écoulée dès le début de la paralysie. Dans quelques autres cas, une panophthalmitis s'installe avec une rapidité telle, suite de lésion de la cinquième paire, qu'elle ne saurait être comparée qu'à une eschare (bedsore) aiguë, dépendante de certaines affections

(1) *Ophtalmic Hospital reports*, t. IV, p. 191.

cérébrales ou spinales (1). On ne peut pas attribuer non plus l'inflammation à une simple dilatation paralytique des vaisseaux sanguins de l'œil; en effet, Sinitzin a montré que, outre que la dilatation paralytique des vaisseaux de l'œil, produite par la section du sympathique cervical, ne cause pas l'ophtalmie, elle prévient réellement l'inflammation oculaire qui se serait produite par la section du trijumeau. Nous sommes obligés, par conséquent, à considérer l'ophtalmie neuro-paralytique comme étant liée à une influence directe exercée par la branche ophtalmique de Willis sur la nutrition du globe de l'œil ; elle serait, alors, indépendante de conditions vasculaires ou autres.

L'inflammation de l'œil par lésion du trijumeau est, ordinairement, regardée comme une preuve de l'existence de nerfs trophiques spéciaux; on suppose qu'ils sont situés sur le côté interne du nerf, vu que les lésions de cette région sont plus souvent suivies des troubles trophiques dont il s'agit. Quoique je pense que l'influence directe du système nerveux sur la nutrition des parties, auxquelles ces nerfs-là se distribuent, ait été suffisamment démontrée, je ne suis pas préparé pour admettre l'existence de centres trophiques distincts de ceux qui président à la motricité, à la sensibilité et aux sécrétions. On connaît bien les troubles trophiques en rapport avec les lésions des nerfs sensitifs des diverses régions du corps ; mais les faits sont favorables à la théorie suivant laquelle ces troubles s'associent à des lésions irritatives ou inflammatoires des nerfs en question.

Les lésions partielles d'un nerf sont plus propres à en déterminer l'irritation que la section complète, et les désordres inflammatoires, on les voit plus souvent dans ces cas-là que chez les malades dont le nerf a été entièrement coupé. Chez Abel, il

(1) Sur ce sujet, lire les premières leçons du tome I des *Maladies du système nerveux*, par J.-M. CHARCOT.

Pour profiter de la note, nous déclarons que toutes les italiques de la traduction ont été indiquées par nous. (S. L.)

est évident que l'irritation aiguë a pour siège la cinquième paire; nous avons là un exemple typique de cé qu'on appelle l'*anesthésie douloureuse*. Le patient souffre de douleurs paroxystiques et lancinantes dans les régions où se distribuent les trois branches du trifacial, particulièrement dans l'œil, à la partie postérieure duquel il dit éprouver des douleurs brûlantes; vous pouvez, en effet, facilement vous convaincre de la correction qu'il met dans la description de son mal, quand vous saurez qu'il a pris l'habitude de sursauter et de tressaillir, chaque fois qu'un redoublement douloureux traverse (shots through) son œil et le côté droit de la tête et de la face, particularité qu'on a constatée pendant toute la durée de son affection.

Nous avons pour cela de bonnes raisons de croire que l'ophtalmie neuro-paralytique, dépendante d'une lésion de la cinquième paire, est, de même que pour les autres nerfs de sensibilité, produite spécialement par des altérations irritatives ou inflammatoires, et non par la simple privation des parties de l'influence de leurs centres trophiques, car si cela était, l'ophtalmie neuro-paralytique devait résulter invariablement de la paralysie complète du trifacial et nous avons vu, plus haut, que le cas de Hutchinson, ainsi que d'autres, que nous pourrions citer, sont en contradiction nette avec une telle hypothèse.

Nous allons nous occuper, maintenant, d'une question très débattue, dont l'importance est mise en relief par ce cas,— l'origine et le trajet des nerfs qui président au sens du goût dans les deux tiers antérieurs de la langue. Pour ce qui est du glosso-pharyngien, les faits morbides et les expériences sur les animaux inférieurs ont prouvé suffisamment qu'il est le nerf spécial du goût du tiers postérieur de la langue et des régions voisines ; et, toutes les fois que les neuvièmes paires ont été divisées, les papilles caliciformes subissent une atrophie plus ou moins marquée. Toutefois, Gowers (1) a fait connaître un cas curieux d'anesthésie du trifacial (cas où il supposait l'existence

(1) *Journal of physiology*, vol. III.

d'une lésion au voisinage du Pont) dans lequel le sens du goût était aboli et dans les deux tiers antérieurs et le tiers postérieur de la langue et dans les régions circumvoisines ; ce fait semblerait montrer que tous les nerfs du goût peuvent quelquefois prendre le trajet du trijumeau. Si nous admettons comme prouvé que la perte du goût sur tout un côté de la langue était due, dans le cas de Gowers, à une lésion simple du trijumeau, nous devons le considérer comme une exception certaine à la règle. Cependant, quoiqu'il soit indubitable que dans les cas de paralysie du trifacial il y ait une perte de la sensibilité générale du côté droit de la langue et de la bouche et, que, dans beaucoup de ces cas, outre l'insensibilité de la langue et de la bouche, il y ait une abolition du goût dans les deux tiers antérieurs, il est certain aussi qu'il y a d'autres faits qui semblent montrer que cette altération de la sensibilité n'est pas universelle.

Ceux, qui soutiennent avec Erb que les nerfs du goût des deux tiers antérieurs de la langue se réunissent définitivement au tronc du trijumeau, ne sont pas moins d'avis que le nerf lingual du maxillaire inférieur ne contient des fibres gustatives qu'après sa jonction avec la corde du tympan ; on admet que cette dernière branche nerveuse est la voie des nerfs gustatifs en question. Un certain nombre de faits ont été allégués en faveur de cette opinion ; d'après Bernard, Lussana et d'autres, la section de la corde du tympan altérait ou, même, abolissait le goût sur les deux tiers de la langue ; Bernard croyait, cependant, que cela était une conséquence médiate de la paralysie des papilles que produisait la lésion. Cette explication n'a pas été acceptée par tout le monde et Schiff, entre autres, soutient que la corde renferme des fibres gustatives afférentes. Les faits de paralysie faciale sont favorables aussi à la relation de la corde du tympan avec le sens du goût dans les deux tiers antérieurs de la langue, particulièrement quand la lésion, qui les produit, trouble la continuité de la septième paire entre le ganglion géniculé et l'origine de la corde du tympan, comme cela se voit dans les affections de l'oreille moyenne. On a publié beaucoup de cas de ce genre, en sorte que nous n'avons que la difficulté du choix parmi les observations.

Vous demanderez alors, naturellement, comment se fait-il que les fibres de la corde du tympan se réunissent finalement au tronc du trifacial ? La voie que Schiff a indiquée paraît très détournée ; vous pourrez la suivre sur le diagramme que vous voyez. Schiff croit que, une fois détachées du ganglion géniculé, ces fibres traversent le grand nerf pétreux superficiel pour arriver au ganglion de Meckel (sphéno-palatin), ensuite à la division intra-orbitaire du trifacial et ainsi de suite jusqu'au tronc du nerf ; tandis que d'autres fibres traverseraient le petit nerf pétreux superficiel pour arriver au ganglion d'Arnold, et, enfin, au nerf lingual, branche du maxillaire inférieur (trifacial).

Si les théories de Schiff sont exactes, il doit s'ensuivre que l'extirpation du ganglion de Meckel ou la section du maxillaire supérieur au niveau du trou rond déterminera l'abolition, du moins la diminution considérable, du sens du goût dans les deux tiers antérieurs de la langue. Néanmoins, Prevost, Alcoock et d'autres auteurs, après avoir fait quelques expériences chez les animaux inférieurs, ont nié cette conclusion qui est encore contredite par les cas dans lesquels le maxillaire supérieur a été divisé et le ganglion sphéno-maxillaire extirpé, suite de névralgie faciale rebelle. Pour le justifier, je puis citer un malade, que nous soignons, le Dr Hughlings Jackson et moi, dans l'hospice national pour les paralytiques et les épileptiques ; chez ce malade, on a sectionné le maxillaire supérieur immédiatement en dehors du trou grand rond, extirpé plus ou moins complètement le ganglion de Meckel et, postérieurement, on a divisé quelques-uns des nerfs palatins descendants. Le patient, cependant, ne présentait (?) aucune affection.

Pour appuyer ce que nous venons de dire, on peut établir que chez Abel, au moment où le goût et la sensibilité tactile commencèrent à revenir dans les deux tiers antérieurs de la langue, il existait encore une insensibilité presque complète de l'ophtalmique et du maxillaire superieur, indiquant un empêchement pour la transmission nerveuse dans ces branches; cette particularité équivaut, dans la pratique, à une section expérimentale. D'après la manière de voir de Schiff, il y aurait encore une voie ou un passage entre la corde du tympan et le ganglion d'Arnold, et de la sorte, entre la corde et le maxillaire inférieur. Pour que dans les cas de ce genre, les fibres gustatives atteignissent les deux tiers antérieurs de la langue, il faudrait, soit la voie que nous venons d'indiquer, soit un trajet direct dans le lingual lui-même. MM. les professeurs Lussana, Duval, Vulpian et d'autres ont soutenu que les fibres gustatives des deux tiers antérieurs de la langue suivent la voie de la corde du tympan pour arriver enfin directement au nerf de Wrisberg ou intermédiaire de la septième paire. Notre cas n'est pas d'accord avec cette vue, car on n'y constate pas aucun signe d'affection soit de la portion dure (facial), soit de la portion molle (auditif). De plus, il ne semble pas que les lésions d'un de ces nerfs, entre leur point d'origine et leur entrée dans le conduit auditif interne, produisent une altération quelconque du goût dans les deux tiers antérieurs de l'organe, et c'est à peine si nous pouvons supposer que le nerf intermédiaire (Wrisberg) eût pu échapper, alors que les deux autres auraient été détruits.

Certains physiologistes ont accepté, en ce qui touche le trajet des nerfs gustatifs des deux tiers antérieurs de la langue, une autre théorie, d'après laquelle les fibres gustatives dérivent toutes, à leur origine, du glosso-pharyngien : celles de la base de la langue d'une façon directe, celles des deux tiers antérieurs par la voie des anastomoses que forme le nerf de Jacobson avec le facial et, par l'intermédiaire du ganglion otique (Arnold), avec le lingual. Cette théorie, qui a été proposée par Carl, que les détails de son propre cas paraissent prouver et qui a le mérite de la simplicité, puisque les nerfs du goût sont, ainsi, ramenés tous à un seul noyau, se trouve-t-elle en opposition avec les faits de notre observation et avec ceux dans lesquels une lésion, limitée au trifacial, a produit une anesthésie gustative dans les deux tiers antérieurs de la langue — toute lésion de la neuvième paire étant écartée. Enfin, il ne paraît pas nécessaire que les noyaux cellulaires d'origine dussent être réunis, bien que tous les nerfs du goût se rattachent, en dernière analyse, à un centre cérébral unique ; car la nature distincte des noyaux médullaires peut être subordonnée à des combinaisons physiologiques différentes et relatives à la sécrétion de la salive, aux mouvements de la langue et à l'acte de la déglutition.

Voilà quelques-unes des considérations que notre cas nous a suggérées ; toutefois, vous ne manquerez pas de reconnaître qu'il éveille encore un certain nombre de questions intéressantes lesquelles demanderont une analyse circonstanciée, quand des cas semblables se présenteront à vous.

Note additionnelle. — Décembre 23. Sous l'influence de l'iodure de potassium, à la dose de vingt grains, trois fois par jour, et de la faradisation du côté droit de la face, l'amélioration d'Abel s'est maintenue et l'aire de l'anesthésie totale s'est limitée aux paupières et à l'œil, traversé encore par quelques paroxysmes douloureux moins forts. La sensibilité tactile est revenue plus ou moins complètement ; le malade localise encore difficilement et présente aussi un reste d'analgésie sur la région frontale. Congestion moindre de l'œil ; adhérences des bords de la pupille disparues en partie, consécutivement à l'application de l'atropine. Doit-on pratiquer l'iridectomie ? M. Hardy pense qu'il est bon d'attendre.

IMPRIMERIE LEMALE ET Cie, HAVRE

TABLE DES MATIÈRES

www.ingramcontent.com/pod-product-compliance
Ingram Content Group UK Ltd.
Pitfield, Milton Keynes, MK11 3LW, UK
UKHW012213240726
13966UKWH00002B/727

9 782012 469501